„Li Gan Jian Ying"

立竿見影

Dr. Tan's klinische Erfahrungen zur unmittelbar wirksamen Akupunkturbehandlung

Erweiterte Prinzipien und Arbeitstechniken

Neue Punktkombinationen und Fallbeispiele zur effektiven Schmerztherapie

Klinisches Handbuch 1

Richard Teh-Fu Tan, O.M.D., L.ac.
San Diego Kalifornien

„Errichte den Pfosten
unter der Sonne
und der Schatten
erscheint sofort"

„Twelve and Twelve in Acupunkture" by Richard Teh-Fu Tan, O.M.D., L.ac.

Kontakt: Richard Tan, O.M.D., L. ac.
4550 Kearny Villa Rd., Ste. 107, San Diego, Ca 92123
Fax: 001 858 619 277-9037
Web: http://www.drtanshow.com

Grafische Gestaltung: Marianne Graetz, Berlin
Bearbeitung: Dr. Katrin Klose, Berlin
Deutsche Übersetzung: Andrea Auster, Leipzig
Druck: Ruksaldruck GmbH, Berlin
Deutscher Vertriebspartner: Naturmed-Fachbuch-Vertrieb
ISBN 3-87569-154-7 || 978-3-87569-154-2

„Li Gan Jian Ying“

立竿見影

Dr. Tan‘s klinische Erfahrungen zur unmittelbar wirksamen Akupunkturbehandlung

Erweiterte Prinzipien und Arbeitstechniken

Neue Punktkombinationen und Fallbeispiele zur effektiven Schmerztherapie

Klinisches Handbuch 1

Richard Teh-Fu Tan, O.M.D., L.ac.
San Diego, Kalifornien

„Errichte den Pfosten unter der Sonne und der Schatten erscheint sofort“

Danksagung

*„I would like to express my heartfelt thanks to Dr. Katrin Klose and Carrie Denaro.
Their generous contribution of time and efforts allowed for the completion of this version.
I would also like to thank my fellow acupuncturists from all around the world.
Your enthusiasm for my work has inspired my current and future projects."*

*Ich möchte Frau Dr. Katrin Klose und Carrie Denaro meinen herzlichen Dank für die umfangreiche Unterstützung bei der Vervollständigung der vorliegenden Version aussprechen.
Ebenso danke ich meinen Akupunktur-Kollegen aus aller Welt.
Ihre Begeisterung für meine Arbeit hat mich für meine aktuellen und künftigen Projekte inspiriert.*

*Richard Teh-Fu Tan, O.M.D., L.ac.
San Diego, Mai 2006*

Inhalt

Vorwort
Über dieses Buch 9

Akupunkturpunkte:

Die zwölf Extrapunkte – Funktionen und Lage 13
Ling Gu 14
Da Bai 16
Zhong Bai 17
Zhong Zi 18
Zhong Xian 19
Muo Huo 20
Ba Guan 21
Shou Jing Dian 22
Gan Men 23
Yan Huang 24
Mu Guan 25
Gu Guan 26

Fallbeispiele nach Punkten:

Die zwölf regulären Meridianpunkte – Neue Anwendungen 27
SJ 2 Yemen 28
Pe 3 Quze 28
Pe 7 Daling 29
Pe 9 Zhongchong 29
He 4 Lingdao 30
He 5 Tongli 30
Dü 4 Wangu 30
Pe 6 Neiguan 31
Di 11 Quchi 31
Di 12 Zhouliao 32
Di 13 Shouwuli 32
Di 14 Binao 32

Fünf Fallbeispiele für die Kombination von Ling Gu, Da Bai und Zhong Bai

Der Mann mit dem Gehstock 35
Das Kreuz mit dem Kreuz 36
Ein überarbeitetes Knie 38
Die Teenagerischialgie 39
Stechende Schmerzen im Ellenbogen 40

Drei Fallbeispiele für Chong Zi-Chong Xian-Kombinationen

Die Skoliose 45
Der doppelte Auffahrunfall 46
Nur eine einzige Behandlung 48

Sechs Fallbeispiele für die Nadelung von Mu Huo, Shou Jing Dian, Gan Men und Yan Huang

Nach dem Schlaganfall 53
Im Rollstuhl. 54
Nackenschmerzen. 55
Nackenschmerzen. 56
Chronische Hepatitis 57
Die ikterische Hausfrau 59

Drei Fallbeispiele für die Nadelung von Mu Guan und Gu Guan

Geschwollene Hände 63
Geschwollene Gelenke 64
Der Fersensporn 66

Fallbeispiele für die Nadelung regulärer Meridianpunkte

SJ 2 Müdigkeit und Schlaflosigkeit. 71
Pe 3 Schmerzen im Daumen. 72
Pe 7 | Pe 6 Das vertretene Knie 74
Pe 9 Ein 11-jähriges Kind mit Halsschmerzen 75
He 4 Ausstrahlende Nackenschmerzen 76
He 4 Nackensteifigkeit – Nur eine Behandlung 77
He 5 Hüftbeschwerden. 78
Dü 4 Invasion von Sommerhitze in den Augen eines Jungen 79
Pe 6 Kniebeschwerden durch Karatetraining 80
Pe 6 | Le 3 Eine Tänzerin mit arthritischen Knien 81
Di 11 Ein Surfer mit Kniebeschwerden. 82
Di 11 Ein Radfahrerknie 84

Drei Fallbeispiele für die Nadelung von Di 12, 13, 14

Di 12 | Di 13 Ein schmerzgeplagter Zahnarzt. 87
Di 12 | Di 13 Mit Rückenschmerzen erwacht. 88
Di 14 Ein Hochdruckpatient 89

Verzeichnis 1

Punktbeschreibungen und Fallbeispiele 90

Verzeichnis 2

Symptome/Störungen 91

Anhang

Lage der regulären Meridianpunkte .93

Vorwort

In meiner langjährigen Tätigkeit als Akupunkteur in den USA habe ich mit Erstaunen beobachtet, dass vielen amerikanischen Ärzten die effektive Behandlung von Schmerzen Schwierigkeiten bereitet. Ihnen ist nicht bekannt, dass Akupunktur beim Einsatz der richtigen Nadeln und der richtigen Technik Schmerzen oft innerhalb von Sekunden lindern kann.
Ich habe eine große Anzahl von Büchern gefunden, in denen Akupunktur für chronische, emotionale und stressbedingte Störungen empfohlen wird. Es existiert jedoch kaum Literatur über effektive Methoden und Arbeitstechniken zur Schmerzbehandlung, obwohl im Orient die schmerzlindernde Wirkung der Akupunktur weithin bekannt ist.
Das vorliegende Buch soll den Leser mit einigen wirkungsvollen Methoden zur Schmerztherapie vertraut machen und ihm so das traditionell wichtigste Anwendungsgebiet der Akupunktur erschließen.

Ich habe oft die Ansicht gehört, ein Patient müsse „an die Wirkung glauben" oder „willens sein, sich von seinem Schmerz zu lösen", damit Akupunktur wirken kann. Auch wenn emotionale und mentale Faktoren einen großen Einfluß auf den Gesamtheilungsprozess haben, ist die schmerzlindernde Wirkung der Akupunktur nicht von diesen Faktoren abhängig.

Ich behandle lieber Patienten, die der Behandlung mit offener Skepsis begegnen, weil diese Patienten sich verlässlicher über die Effektivität der Behandlung äußern. Wenn Patienten jedoch fest an die Wirkung der Therapie glauben, kann die Besserung der Beschwerden auch auf einem Placeboeffekt oder transphenomenalen Effekten beruhen. Bei korrekter Anwendung der hier vorgestellten Punkte und Techniken wird jedoch unabhängig von der Einstellung des Patienten eine effektive Wirkung eintreten. Ich bin überzeugt, dass das Ansehen der Akupunkteure bei westlichen Medizinern noch steigen wird, wenn wir auch Schmerzzustände lindern, die nicht auf psychosomatische Ursachen zurückzuführen sind.

Einige der hier vorgestellten Punkte und Techniken wurden aus den Notizen des Meister Tong Jing Tsang entnommen.
Dr. Tong ist ein exzellenter Akupunkteur, der sich besonders in der Schmerztherapie einen Namen gemacht hat. Außerhalb des chinesischen Sprachraums ist er jedoch weitestgehend unbekannt geblieben. Ich habe mich bei der Bezeichnung der von Dr. Tong verwendeten Punkte an seine Nomenklatur gehalten, auch wenn einige der Punkte von anderen Ärzten umbenannt wurden. Jeder Punkt wird anatomisch genau beschrieben.

Extrapunkte können zusätzlich anhand einer Zeichnung aufgefunden werden. Ich habe das vorliegende Buch so gestaltet, dass es im klinischen Alltag problemlos als Arbeitsbuch oder Nachschlagewerk verwendet werden kann. Weitere Hinweise finden sich im Abschnitt „Über dieses Buch". Ich wünsche den Lesern dieses Buches, dass die Fallbeispiele zugleich informativ und unterhaltsam sind und möchte noch darauf hinweisen, dass nicht alle Funktionen der Extrapunkte immer von mir selbst entdeckt wurden. Die meisten neuen Funktionen regulärer Akupunkturpunkte habe ich aber selbst gefunden. Ich habe diese Fallbeispiele stellvertretend für hunderte von Patienten zusammengestellt, die ich im Rahmen der Erforschung der Punkte und ihrer Funktionen behandelt habe.

Seit mehr als 30 Jahren widme ich mich dem Studium der traditionellen chinesischen Medizin und ich hatte das Glück, von ausgezeichneten Lehrern lernen zu dürfen. Im vorliegenden Buch habe ich einen erheblichen Teil meines Wissens zusammengestellt, das ich dabei auf dem Gebiet der Schmerztherapie erworben habe.

Richard Teh-Fu Tan, O.M.D., L.ac.

Über dieses Buch

Bei der Arbeit an diesem Buch habe ich besonderen Wert auf eine anwenderfreundliche Gestaltung für klinisch tätige Kollegen gelegt.
Die beiden Verzeichnisse sollen dem Leser einen schnellen Informationszugang ermöglichen. Verzeichnis 1 enthält alle im Buch beschriebenen Punkte und alle Stellen, an denen auf die Punkte verwiesen wird.
Im Verzeichnis 2 sind alle Symptome und Störungen aufgeführt, die in den Fallbeispielen oder an anderen Stellen des Buches besprochen werden. Um das Potenzial dieses Buches voll auszuschöpfen, werden im Folgenden einige Begriffe erläutert:

Lage der Punkte. . . . .

A. 12 Extrapunkte

Nach den mir vorliegenden Informationen werden diese 12 Extrapunkte in diesem Buch erstmals in deutscher Sprache vorgestellt. Ich hoffe, dass die verbalen Hinweise gemeinsam mit den Skizzen die Lage eindeutig beschreiben. Ebenso wichtig wie die Lokalisation der genannten Punkte ist jedoch die Suche nach Ashi-Punkten in der Schmerzregion, denn mit ihrer Hilfe lässt sich der Punkt mit der maximalen energetischen Sensibilität exakt bestimmen. Das exakte Auffinden von Ashi-Punkten ist vielfach der Schlüssel für den Behandlungserfolg. Daher wird im Buch bei einigen Störungen noch einmal gesondert darauf hingewiesen.

B. Meridianpunkte (reguläre Punkte)

Das vorliegende Buch basiert auf der Nomenklatur des Standardwerks Chinesische Akupunktur und Moxibustion (Beijing).
Dieser praktisch universelle Text ist dem Leser in aller Welt zugänglich und erleichtert mit seinen exzellenten schriftlichen und grafischen Beschreibungen das Auffinden der Punkte und Meridiane.

De Qi | Qi-Sensation

Um ein optimales Behandlungsergebnis zu erzielen, muss durch die Stimulation spezifischer Punkte ein De Qi ausgelöst werden. Das gilt auch dann, wenn anstelle der Akupunktur Elektroakupunktur, Elektrostimulation, TENS oder Akupressur zum Einsatz kommen. Das De Qi kann sehr intensiv empfunden werden, wirklich schmerzhaft ist es jedoch nicht. Die Intensität der notwendigen Stimulation ist bei jedem Patienten von mehreren Faktoren abhängig. Dazu zählen Alter, Intensität des zu behandelnden Schmerzes, Erkrankungsdauer bzw. Alter der Verletzung und nicht zuletzt die wechselnde Sensitivität der Punkte. Im hohen Alter benötigen Patienten eine kräftige, jedoch nicht exzessive Stimulation. Auch Patienten mit reduziertem Allgemeinzustand oder lang andauernden Erkrankungen müssen besonders sorgfältig behandelt werden. Je stärker der Schmerz, desto intensiver ist die erforderliche Stimulation. Je akuter eine Störung, desto stärker ist auch das auslösbare De Qi.

Mit zunehmender Erfahrung wird erkennbar, welche Punkte generell ein stärkeres De Qi auslösen. Ich möchte an dieser Stelle erwähnen, dass die Punkte Ling Gu und Da Bai zu den besonders sensitiven Punkten zählen und bei korrekter Nadelung oder Stimulation sehr starke Qi-Sensationen auslösen können. Um eine Überstimulierung zu vermeiden, sollten neue Punkte anfangs vorsichtig verwendet werden. Für den Patienten kann eine Überstimulierung unangenehm sein und Angstgefühle bzw. in Extremfällen sogar eine Bewusstlosigkeit auslösen.

Behandlungsfrequenz

In den meisten Fallbeispielen wird eine Behandlungsfrequenz von 2–3 Sitzungen pro Woche empfohlen, die bei Rückgang der Beschwerden entsprechend verringert werden kann. Man kann davon ausgehen, dass die Symptome, insbesondere Schmerzen, zwischen den einzelnen Behandlungen wieder auftreten. Der Abstand zwischen zwei Behandlungen sollte daher nie so groß sein, dass die ursprüngliche Intensität eines Symptoms wiederkehrt.

Hinweise für Patienten

Bei Anwendung der im Buch beschriebenen Punkte wird in der Regel schnell Schmerzfreiheit erzielt. Es ist daher nötig, den Patienten zu mäßiger und dosierter Steigerung von Bewegung und Aktivität zu raten und darauf hinzuweisen, dass der Körper nicht sofort wieder voll belastbar ist.

Verstärkung von Symptomen

Es ist bekannt, dass in etwa 10-15% aller Fälle (die vorliegenden Fallbeispiele zeigen nur einen kleinen repräsentativen Ausschnitt) in den ersten 24 Stunden nach einer Behandlung eine Verstärkung der Symptome eintritt. In diesem Fall sollte man dem Patienten vermitteln, dass dies ein positives Zeichen ist, das sich in den folgenden 24-48 Stunden zurückbildet. Danach ist die Intensität der Symptome gegenüber dem Ausgangs-zustand deutlich reduziert.

Taubheit oder Schmerz

Ich möchte an dieser Stelle nochmals betonen, dass die im vorliegenden Buch beschriebenen Punkte einen starken Einfluss auf die korrespondierenden Regionen des Körpers ausüben. Diese Wirkung tritt in jedem Falle ein, unabhängig ob Schmerz, Taubheit oder eine andere Störung vorliegen und ist einem konventionellen Schmerzmittel deutlich überlegen.

Informationen und Weiterbildung

Dr. Tan lebt in San Diego in Kalifornien. Er bildet weltweit Akupunkteure in der Anwendung seiner Behandlungsmethoden aus. Akupunkteure aus aller Welt sind eingeladen, ihre Erfahrungen und Fallbeispiele im Online-Forum in informativer und unterhaltsamer Form auszutauschen.
Weitere Informationen finden sie unter www.drtanshow.com.

Zwölf Extrapunkte

Funktionen und Lage

Ling Gu

Lage: In der Vertiefung distal der Verbindung zwischen erstem und zweitem Mittelhandknochen, ca. 0,5 cun proximal von Di 4 (Hegu) auf dem Yangming.

Hinweis zum Nadeln: 0,5 bis 0,9 cun tief, senkrecht nadeln

Indikationen

Ischialgien

- gemeinsam mit Da Bai und evtl. Zhong Bai nadeln, effektiv
- bei Schmerzen im lateralen Abschnitt des Beins und im unteren Rücken,
- bei Ischialgien im Bereich L 4-5, kann auch effektiv mit Dü 3 (Houxi) kombiniert werden
- kontralateral zum Symptom nadeln

In den Körper ausstrahlende Schmerzen

- bei Schmerzen, die von einem bestimmten Areal des Körpers ausgehen und in eine Extremität, entlang eines Meridians oder in ein anderes Körperteil ausstrahlen.
  Beispiel: Nackenschmerzen, die in den Musculus trapezius ausstrahlen, und die meisten dermatomassoziierten Schmerzen sind mit Ling Gu behandelbar.
- kontralateral nadeln.

Schmerzen im Ellenbogengelenk

- auf der gleichen Körperseite wie die Schmerzen nadeln

Kopfschmerzen, Schmerzen im Bereich des Kopfes

- kann mit Di 4 oder 3 kombiniert werden oder bei Schmerzen im Kopfbereich allein genadelt werden.
- bilateral oder kontralateral nadeln

Schmerzhaftes oder häufiges Wasserlassen

- bilateral nadeln

Kontraindikation: Schwangerschaft

Ling Gu ist ein wirkungsvoller Punkt, der wie sein Nachbar, der Di 4 (Hegu), vielfältige Eigenschaften und Funktionen besitzt. Ling Gu hat eine stark Qi-regulierende Wirkung, mit der sich seine universelle Verwendbarkeit zumindest teilweise erklären lässt. Das beim Nadeln von Ling Gu ausgelöste De Qi kann sehr intensiv sein. Der Punkt Ling Gu wird auch bei Krebserkrankungen eingesetzt.

Fallbeispiele: S. 35, 36, 38, 39, 40, 45, 46, 53, 72, 74, 78, 80, 81, 87, 89

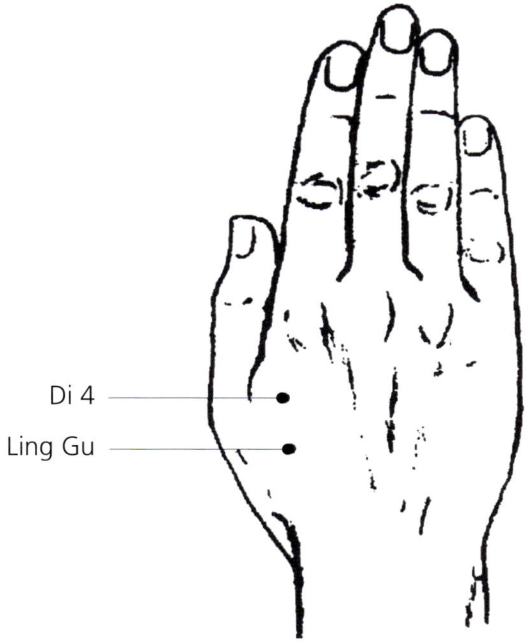

Ling Gu

Da Bai

Lage: Ca. 0,5 cun proximal von Di 3 (Sanjian) auf der Yangming-Linie

Hinweis zum Nadeln: 0,3 bis 0,7 cun tief, am Knochen entlang nadeln

Indikationen

Kinder mit hohem Fieber oder Asthma

- Punkt bilateral bluten lassen

Bei Ischialgien mit Ling Gu kombinieren

- Siehe Informationen zu Ling Gu

Fallbeispiele: S. 35, 36, 38, 39

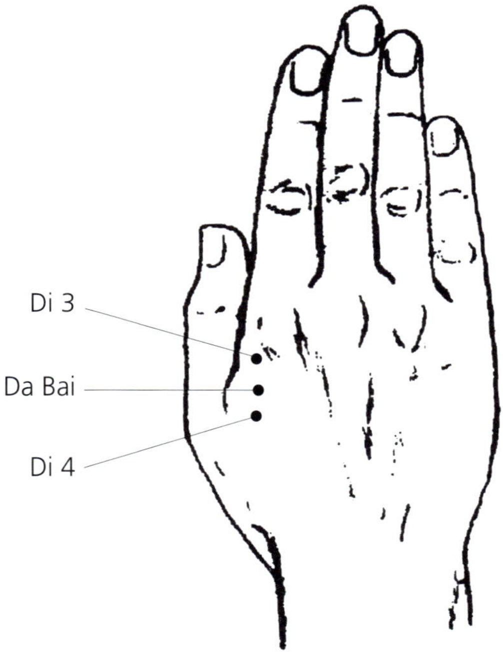

Da Bai

Zhong Bai

Lage: Ca. 0,5 cun proximal von SJ 3 (Zhongzhu) auf der Shaoyang-Linie

Hinweis zum Nadeln: 0,5 cun tief, senkrecht nadeln

Indikationen

Schmerzen im unteren Rücken im Bereich L 2-3

- besonders bei Patienten, die beim Aufrichten aus sitzender Position Schmerzen verspüren
- bei einseitigem Schmerz kontralateral nadeln

Ödeme

- besonders in den Beinen
- bilateral nadeln

Zur Behandlung von Ischialgien wird Zhong Bai häufig mit Ling Gu und Da Bai kombiniert

Fallbeispiele: S. 35, 36, 38, 39

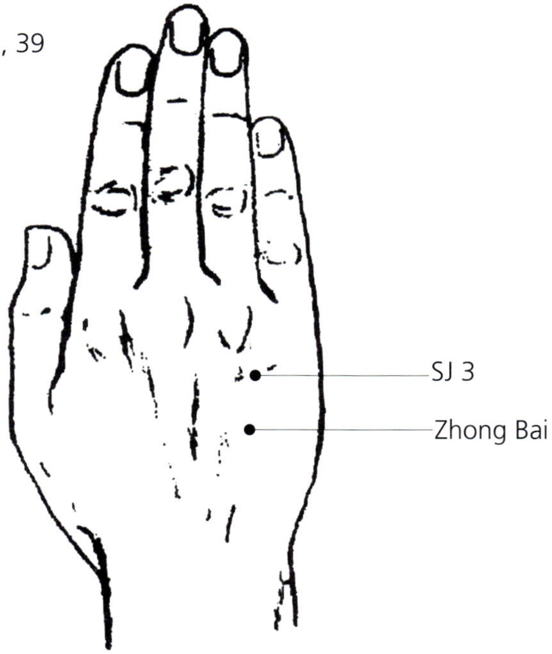

Zhong Bai

Zhong Zi

Lage: Auf einer gedachten Linie von der Interphalangealfalte Daumen-Zeigefinger zu Pe 7 liegt auf der Hälfte Zhong Xian (siehe nächste Seite), wiederum auf der Hälfte zwischen Zhong Xian und Interphalangealfalte befindet sich Zhong Zi.
Ashi-Punkte sind in jedem Fall zu beachten.

Hinweis zum Nadeln: 0,3 bis 0,5 cun tief, senkrecht nadeln

Indikationen

Schmerzen im oberen Rücken

- zwischen dem medialen Rand des Schulterblattes und der Wirbelsäule entspringend
- kontralateral nadeln
- in der Regel mit Zhong Xian kombiniert

Asthma bei Kindern

- bilateral nadeln

Zhong Zi wird fast immer in Verbindung mit dem korrespondierenden Zhong Xian-Punkt angewendet

Fallbeispiele: S. 45, 46, 48

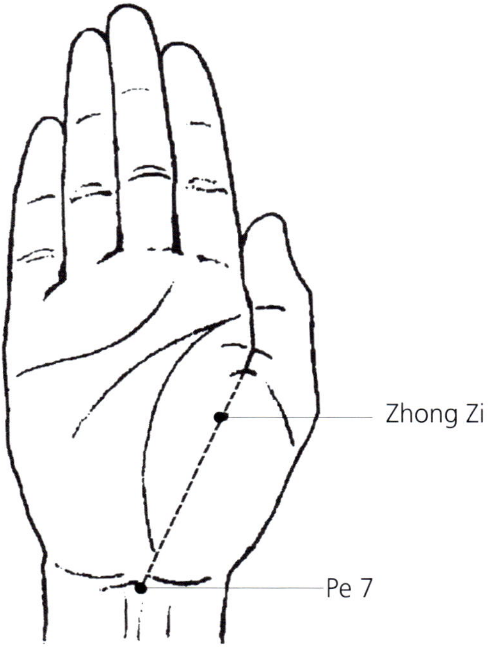

Zhong Zi

Zhong Xian

Lage: Auf der in Zhong Zi beschriebenen Linie, ca. 1 cun proximal oder medial von Zhong Zi. Nach Ashi-Punkten suchen.

Hinweis zum Nadeln: ca. 0,3 bis 0,5 cun tief, senkrecht nadeln

Indikationen

Schmerzen im oberen Rücken

- zwischen Wirbelsäule und medialer Begrenzung des Schulterblattes entspringend
- kontralateral nadeln, mit Zhong Zi kombinieren

Husten und Pneumonie

- bilateral nadeln, mit Zhong Zi kombinieren

Asthma bei Kindern

- bilateral nadeln, mit Zhong Zi kombinieren

Kniebeschwerden

- kontralateral nadeln

Fallbeispiele: S. 45, 46, 48

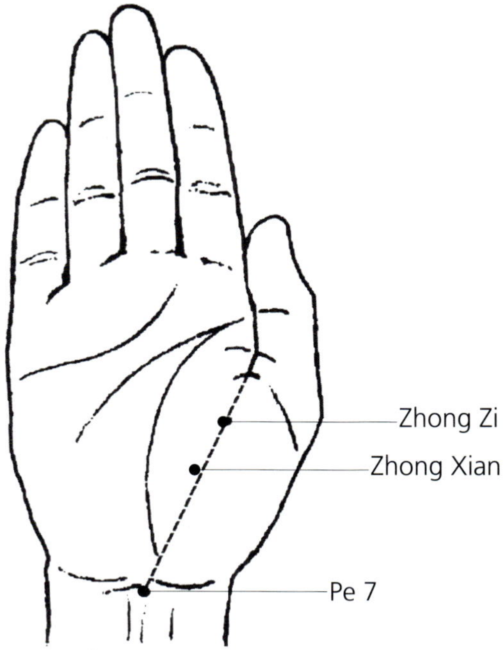

Zhong Xian

Mu Huo

Lage: Das distale Fingergelenk des Mittelfingers wird auf der Dorsalseite zentral genadelt

Hinweis zum Nadeln: Bis zu 0,1 cun tief, senkrecht nadeln

Indikationen

Bei Lähmungen aller Art

- besonders effektiv bei einseitigen Lähmungen (Hemiplegien)
- kontralateral nadeln

Die erste Nadelung des Mu Huo sollte mit einer kontinuierlichen 5-minütigen Stimulation des Punktes kombiniert werden. Die zweite Behandlung sollte 5 Tage später mit einer 3-minütigen Stimulation erfolgen.
Die dritte Behandlung mit einer 1-minütigen Stimulation erfolgt nach weiteren fünf Tagen.

Fallbeispiel: S. 53

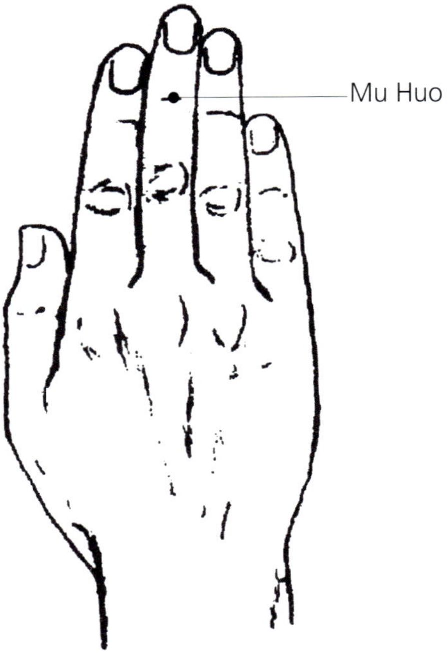

Mu Huo

Ba Guan

Lage: In der Einengung distal der Epicondyle des proximalen Fingerknochens des Mittelfingers auf beiden Seiten des Knochens

Hinweis zum Nadeln: In Richtung der Epicondyle nadeln, wobei der Nadelschaft im 45°-Winkel zum Mittelfinger stehen soll. 0,1 bis 0,2 cun tief, auf beiden Seiten entlang des Knochens nadeln

Indikationen

Motorische und sensorische Defizite der unteren Extremitäten

• kontralateral nadeln

Ba Guan

Fallbeispiel: S. 54

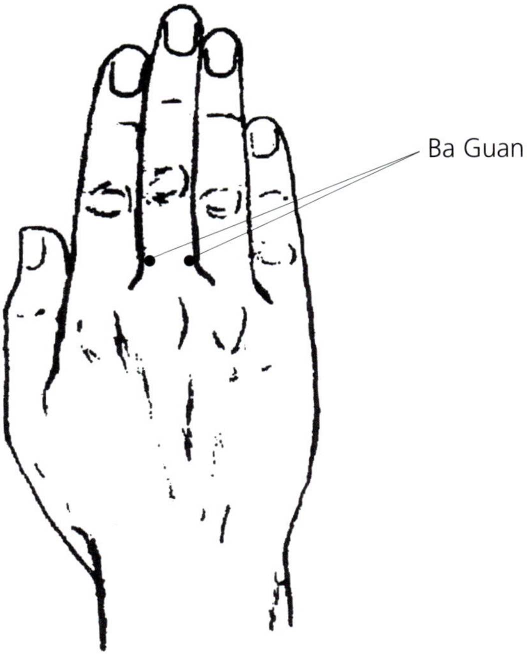

Ba Guan

Shou Jing Dian

Lage: Etwa auf der Höhe von SJ 3 (Zhongzhu), in der Vertiefung zwischen der dritten und vierten Metacarpale.
Nach Ashi-Punkten suchen.

Hinweis zum Nadeln: 0,3 bis 0,5 cun tief, senkrecht nadeln

Indikationen

Nackenschmerzen

- bei Nackenschmerzen jeder Art geeignet, besonders effektiv bei Schmerzen auf dem Shaoyang, Taiyang und dem Du Mai.
- bei einseitigem Schmerz kontralateral nadeln

Fallbeispiele: S. 55, 56

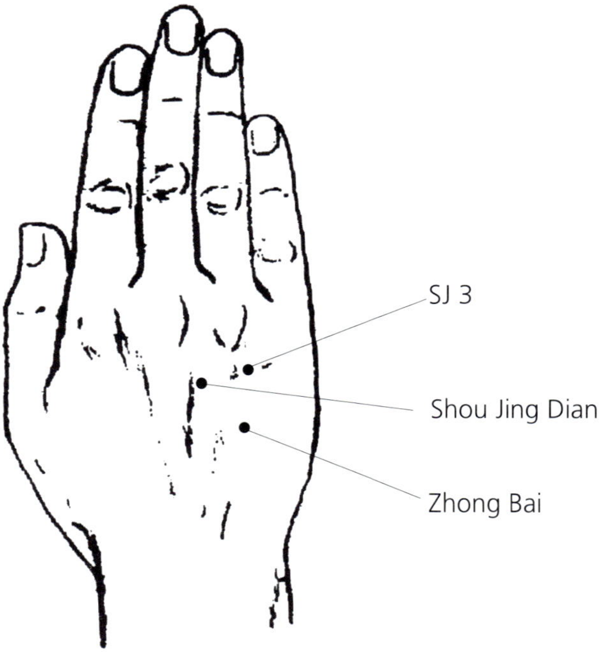

Zong Bai

Gan Men

Lage: Auf der Taiyang-Linie, ca. 6 cun distal von Dü 8 (Xiaohai). Nach Ashi-Punkten suchen.

Hinweis zum Nadeln: 0,5 bis 0,8 cun tief, senkrecht nadeln

Indikationen

Erkrankungen und Dysfunktionen der Leber

• kann bilateral oder kontralateral genadelt werden.

Fallbeispiel: S. 57, 59

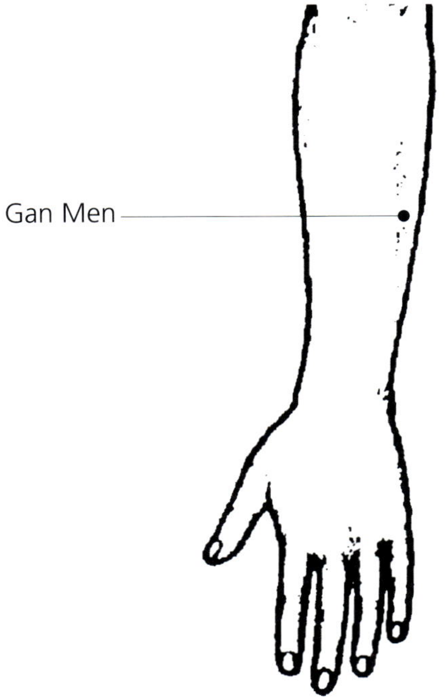

Gan Men

Yan Huang

Lage: Auf dem fünften Finger,
im Zentrum der palmaren Seite des Mittelglieds

Hinweis zum Nadeln: 0,1 bis 0,2 cun tief, senkrecht nadeln

Indikationen

Gelbfärbung der Bindehaut, Hepatitis, Ikterus

Fallbeispiel: S. 59

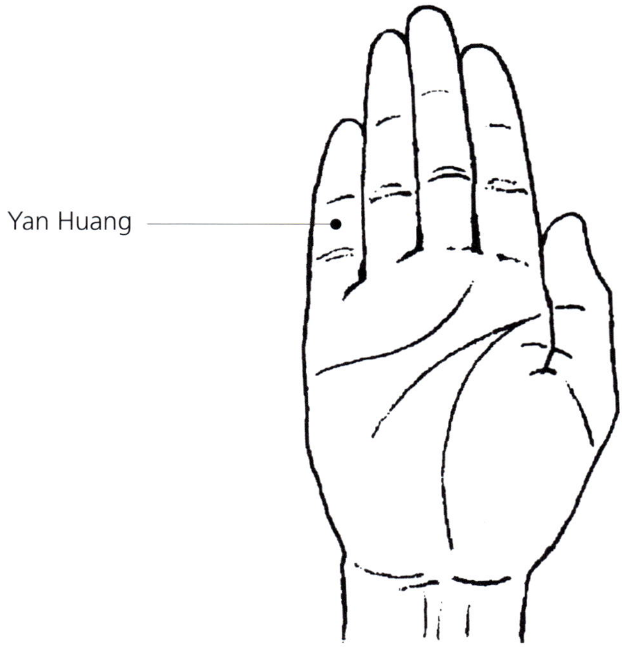

Yan Huang

Mu Guan

Lage: Auf gleicher Höhe wie Gu Guan (siehe S. 26), ca. 0,5 cun distal des Vorsprungs des Os pisiforme. Nach Ashi-Punkten suchen.

Hinweis zum Nadeln: 0,2 bis 0,5 cun tief, senkrecht nadeln, kontralateral nadeln

Indikationen

Geschwollene Gelenke, rheumatoide Arthritis überall im Körper, „Knochenschwellungen", Heilungsschmerz

- in der Regel zusammen mit dem korrespondierenden Gu Guan genadelt

Fallbeispiele: S. 63, 64, 66

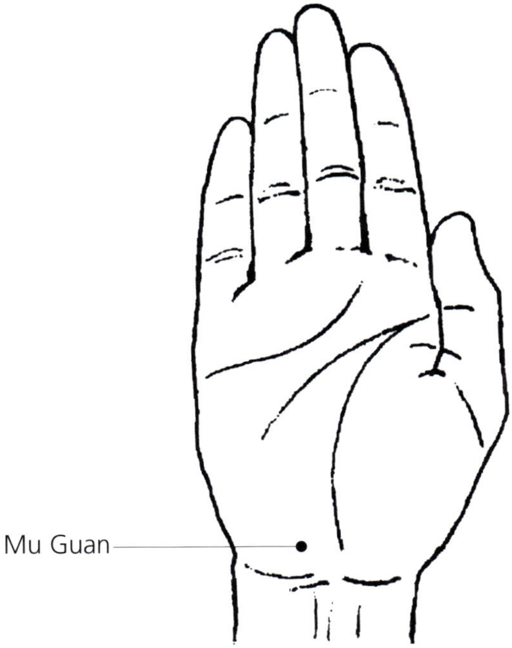

Mu Guan

Gu Guan

Lage: In der Vertiefung ca 0,5 cun distal des Vorsprungs des Os scaphiodeum. Nach Ashi-Punkten suchen.

Hinweis zum Nadeln: 0,2 bis 0,5 cun tief, senkrecht nadeln, kontralateral

Indikationen

Wie bei Mu Guan.

Fallbeispiele: S. 63, 64, 66

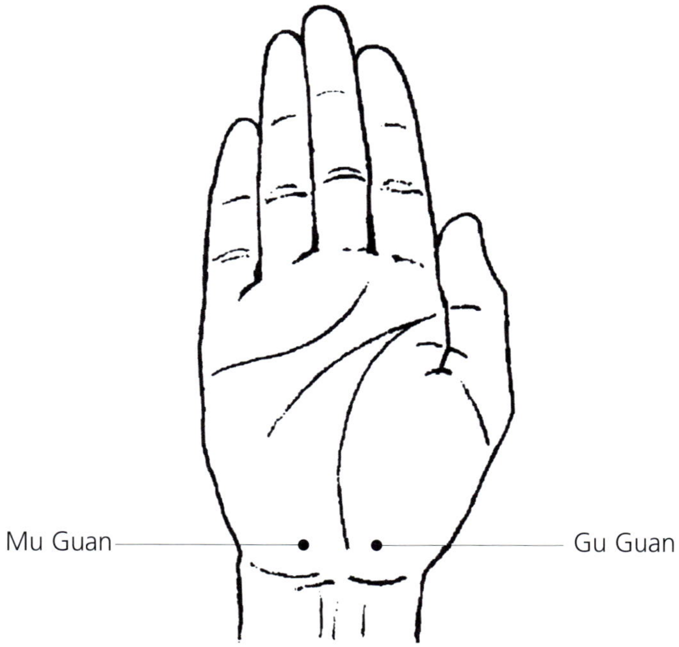

Gu Guan

Die zwölf regulären Meridianpunkte

Neue Anwendungen

Die Lage der Punkte ist im Anhang 1 beschrieben** | **S. 93

SJ 2 | Yemen

Indikationen

Ermüdung der Augen, Schweregefühl der Augen

- besonders dann angezeigt, wenn die Symptome Begleiterscheinung einer Hepatitis sind.

Hinweis zum Nadeln: bilateral nadeln

Fallbeispiele: S. 57, 71

Pe 3 | Quze

Indikationen

Schmerzen im Daumen, Kiefergelenkbeschwerden

Hinweis zum Nadeln: ipsilateral zum Schmerz, kontralateral nadeln

Fallbeispiel: S. 72

Pe 7 | Daling

Indikationen

Ischialgien

- Besonders geeignet bei Ischialgien im Bereich des Yangming, Guaoyin, Jueyin.

Hinweis zum Nadeln: kontralateral nadeln, auch für Shaoyang möglich

Fallbeispiel: S. 74

Pe 9 | Zhongchong

Indikationen

Halsschmerzen

Hinweis zum Nadeln: bilateral nadeln

Fallbeispiel: S. 75

He 4 | Lingdao

Indikationen

Schmerzen im Nacken und im Bereich des Trapezoidmuskels

Hinweis zum Nadeln: kontralateral nadeln

Fallbeispiele: S. 76, 77

He 5 | Tongli

Indikationen

Schmerzen im Ileosakralbereich

- besonders effektiv bei ischialgischen Beschwerden im Bereich von Shaoyang und Shaoyin und Taiyin

Hinweis zum Nadeln: kontralateral nadeln

Fallbeispiel: S. 78

Dü 4 | Wangu

Indikationen

Schmerzende Augen

Hinweis zum Nadeln: kontralateral nadeln

Fallbeispiel: S. 79

Pe 6 | Neiguan

Indikationen

Kniebeschwerden

Hinweis zum Nadeln: kontralateral nadeln

Fallbeispiele: S. 74, 80, 81

Di 11 | Quchi

Indikationen

Kniebeschwerden

Hinweis zum Nadeln: kontralateral nadeln, Stichtiefe 1,5 bis 2 cun

Fallbeispiele: S. 57, 80, 81, 82, 84

Di 12 | Zhouliao

Di 13 | Shouwuli

Lage: In Höhe von Di 12 und Di 13, jedoch etwas weiter posterior zur lehrbuchgemäßen Lage, etwas weiter in Richtung Knochenoberfläche bzw. auf der posterioren Humerusoberfläche.
Nach Ashi-Punkten suchen

Indikationen

Schmerzen entlang der Wirbelsäule

Hinweis zum Nadeln: kontralateral nadeln

Fallbeispiele: S. 87, 88

Di 14 | Binao

Indikationen

Hypertoniebedingter Schwindel, nasale Beschwerden

Hinweis zum Nadeln: bilateral nadeln

Fallbeispiel: S. 89

Fünf Fallbeispiele für die Kombination von Ling Gu, Da Bai und Zhong Bai

Ling Gu | Da Bai | Zhong Bai ....

Der Mann mit dem Gehstock

Der 40-jährige Patient stellte sich mit akuten Beschwerden im Bereich des unteren Rückens vor. Obwohl er einen Gehstock benutzte, konnte er kaum laufen. Er berichtete, dass der Schmerz auf der linken Seite besonders stark war und auch in Ruhe nicht verschwand. Bewegung führte zu einer Verstärkung der Symptomatik. Die Untersuchung ergab eine ausgeprägte Muskelzerrung. Der Patient berichtete, er habe vor etwa zwei Wochen schwere Kisten gehoben und bewegt. Am Tage danach war der Schmerz eingetreten. Die Schmerzstärke gab er auf einer Skala von 1–10 mit 9 an. Der Patient konnte sich nur mit Unterstützung auf die Behandlungsliege legen.

Ich behandelte den Patienten mit einer Kombination von Ling Gu, Da Bai und Zhong Bai. Die Punkte wurden kontralateral auf der rechten Hand genadelt, wobei eine substanzielle Qi-Sensation ausgelöst wurde. Nun wurde der Patient aufgefordert, seine Hüfte schaukelnd nach rechts und links zu bewegen. Er berichtete über ein augenblickliches Nachlassen des Schmerzes. Vom Einbringen der Nadeln bis zur Qi-Sensation waren 30 Sekunden vergangen. Die Nadeln wurden in ihrer Position belassen und alle 5 Minuten stimuliert. Die Behandlung dauerte insgesamt 45 Minuten. Danach richtete sich der Patient selbstständig von der Liege auf und trug den Gehstock hinaus. In den folgenden 12 Tagen wurden die zweite und dritte Behandlung auf die gleiche Art durchgeführt. Bei jeder Sitzung berichtete der Patient, dass die Schmerzen mehr und mehr ab-nahmen und die Symptome zwischen den einzelnen Behandlungen immer schwächer wurden.

Bei der vierten Sitzung wurde die Ling Gu-Kombination durch Le 3 (Taichong) auf der gegenüberliegenden Seite ergänzt. Der Punkt wurde ausgewählt, weil er als einer der „vier Tore" den Energiefluss im Körper reguliert. Im vorliegenden Fall konnte dadurch der Energiefluss vom unteren Rücken in das linke Bein hergestellt werden. Nach vier Behandlungen war der Patient im Bereich des unteren Rückens wieder voll beweglich und berichtete, dass der Schmerz um 90% zurückgegangen sei.

Schlussfolgerung

Der Patient wurde innerhalb von 20 Tagen viermal jeweils 45 Minuten lang behandelt. Innerhalb dieser Zeit besserten sich die Symptome vom Zustand der praktischen Gehunfähigkeit so weit, dass er seine gewohnten Alltagsaktivitäten wieder voll aufnehmen konnte.

Kommentar

Der hier beschriebene Fall illustriert die Effektivität von Ling Gu-Da Bai-Zhong Bai-Kombinationen bei Schmerzen oder Verletzungen muskulärer Genese. Obwohl die Ling Gu-Kombination häufiger bei Bandscheibenbeschwerden eingesetzt wird, zeigt dieser Fall, dass die Nadelung distaler Punkte auch ohne lokale Behandlung unmittelbar zu ausgezeichneten Behandlungsergebnissen führt.

Dieser Fall illustriert, dass der Patient bei Nutzung distaler Punkte selbst an der Linderung der Beschwerden mitwirken kann, wenn er unter der Behandlung in bestimmten Intervallen Bewegungen ausführt.

Der psychologische Effekt einer aktiven Mitwirkung des Patienten ist beträchtlich, weil er zeigt, wie wichtig das eigene Engagement für den Heilungsprozess ist.

Ling Gu-Da Bai-Zhong Bai-Kombination ....
Das Kreuz mit dem Kreuz

In meiner Praxis stellte sich eine 67-jährige Patientin mit Schmerzen im unteren Rücken vor, die so stark waren, dass sie sich kaum noch selbst versorgen konnte. Den zeitlichen oder kausalen Beginn der Beschwerden konnte die Patientin nicht benennen. Sie litt zusätzlich unter Bluthochdruck, Übergewicht und einem insulingeführten Diabetes mellitus.
Sie konnte nur unter Schwierigkeiten auf der Behandlungsliege Platz nehmen und sich von dort wieder erheben. Bei der Untersuchung zeigte sich ein bilateraler und bei der Palpation sehr starker Schmerz. In den Kniekehlen im Bereich von Bl 40 zeigten sich oberflächlich gestaute Venen. Dr. Tan schröpfte den Bereich vor der eigentlichen Akupunkturbehandlung, weil Schröpfen akute Rückenschmerzen günstig beeinflusst.

Die Patientin wurde mit einer Ling Gu-Da Bai-Zhong Bai-Kombination behandelt, die kontralateral zur Körperhälfte mit den stärksten Beschwerden erfolgte. Die Patientin berichtete über einen Rückgang der Schmerzen. Bei der nächsten Behandlung erweiterte Dr. Tan die Behandlung durch die Hand- und Fuß-Taiyang-Shu-Punkte, Bl 65 kontralateral zu Dü 3 und Ling Gu. Jetzt spürte die Patientin einen 20–30%-igen Rückgang der Schmerzen. Drei Tage später erfolgte die dritte Behandlung. Ich möchte an dieser Stelle hervorheben, dass normale oder eingeschränkte Alltags-

aktivitäten sinnvoll und wünschenswert sind, solange sie den Heilungsprozess nicht beeinflussen. Bei der zweiten und dritten Behandlung wurden die Taiyang-Punkte ausgelassen. Nach der dritten Behandlung konnte die Patientin den schmerzhaften Bereich wieder bewegen.
Zur vierten Behandlung wurde die posterior des Knies gelegene Region entlang des Fuß-Taiyang-Meridians im Gebiet von Bl 40 nochmals geschröpft, um den Meridian für das Nadeln vorzubereiten. Nach der fünften, sechsten und siebenten Behandlung mit der Ling Gu-Da Bai-Zhong Bai-Kombination waren die Beschwerden praktisch verschwunden.

Schlussfolgerung

Jede Behandlung dauerte ca. 50 Minuten. Innerhalb von 26 Tagen wurden insgesamt 7 Behandlungen durchgeführt. Bei allen Sitzungen wurde erfolgreich die Ling Gu-Kombination eingesetzt.

Kommentar

Wie schon beim „Mann mit dem Gehstock" zeigt auch dieses Fallbeispiel die Effektivität von Ling Gu-Kombinationen bei der Behandlung von Schmerzen im unteren Rücken, die nicht auf Verletzungen von Bandscheiben zurückzuführen sind. Ich möchte auch noch einmal hervorheben, wie wichtig das Schröpfen im Bereich von Bl 40 ist. Bei meinen Behandlungen habe ich beobachtet, dass ohne Schröpfen sowohl die Wirkung der Ling Gu-Da Bai-Zhong Bai-Kombination als auch die anderer Punktkombinationen wesentlich geringer ist. Ihre zusätzlichen Erkrankungen (Diabetes, Bluthochdruck) und ihr Alter hätten vermuten lassen, dass die Heilung langsamer verlaufen würde. Ich muss sicher nicht weiter ausführen, wie zufrieden die Patientin mit dem Behandlungsergebnis war.

Zusammensassung Patient 1 und 2

Bei beiden Patienten wurde die Ling Gu-Da Bai-Zhong Bai-Kombination zur Linderung von Rückenbeschwerden im Bereich von L5 verwendet. Bei beiden Patienten konnten keine Verletzungen der Bandscheiben festgestellt werden. Die Ling Gu-Kombination ist besonders effektiv für die Behandlung von lokalisierbaren Schmerzen im Bereich von L5 und im Ileosakralbereich. Beide Fallbeispiele zeigen einen raschen und deutlichen Rückgang der Beschwerden, unabhängig davon, ob die Schmerzen akut oder chronisch waren.

Ling Gu-Da Bai-Zhong Bai-Kombination …………………
Ein überarbeitetes Knie

Die 25-jährige Patientin stellte sich nach einer Knieverletzung durch einen Arbeitsunfall vor. Sie hatte sich schon mehreren Operationen und orthopädischen Behandlungen unter Narkose unterzogen. Mit der Zeit hatte sie Beschwerden im Ileosakralbereich bekommen, die die gleiche Körperhälfte wie ihr verletztes Knie betrafen. Bei der Untersuchung mittels Lasègue-Test zeigte sich, dass die Schmerzen von der Region L4 und L5 ausgingen. Schon eine leichte Drehbewegung bei erhobenem Bein löste Schmerzen im unteren Rücken aus. Das linke Knie war geschwollen und nur eingeschränkt beweglich. Flexion und Extension waren kaum möglich. Die Schmerzen waren besonders stark, wenn die Patientin als Fahrer oder Beifahrer im Auto saß. Die Schmerzstärke wurde mit mittelstark bis stark angegeben.

Zur Behandlung der Ischialgie wurde die Ling Gu-Da Bai-Zhong Bai-Kombination eingesetzt. Schon nach der ersten Behandlung berichtete die Patientin eine deutliche Schmerzlinderung. Nach den Behandlungen, die alle drei Tage erfolgten, konnte sie ihr Knie mehr und mehr strecken und auch die Schmerzen gingen immer weiter zurück.

Schlussfolgerung

Innerhalb von 55 Tagen erhielt die Patientin insgesamt 19 Behandlungen. Bis heute sind die Ischialgiebeschwerden nicht wieder aufgetreten.

Kommentar

Die Ursache für die Ischialgie der Patientin ist am ehesten in der Knieproblematik zu suchen. Zur Behandlung des Knies wurde eine Vielzahl von Medikamenten eingesetzt, die jedoch nur wenig Linderung brachten. Die behandelnden Ärzte hatten dabei die Ischialgiebeschwerden völlig übersehen.

Ling-Gu-Kombination ....
Die Teenagerischialgie

In meiner Sprechstunde stellte sich ein 17-jähriger Patient vor, der über Schmerzen im lateralen und posterioren Bereich des linken Oberschenkels klagte. Ein Fußextensionstest reproduzierte den Schmerz im Unterschenkel und im Sprunggelenk. Die Schmerzstärke wurde mit mittelstark bis stark beschrieben. Der Schmerz trat auch im Schlaf auf und der Patient war in seinen Alltagsaktivitäten stark eingeschränkt. Besonders längeres Stehen oder Sitzen fielen ihm schwer. Er selbst führte seine Beschwerden auf Überbeanspruchung durch Rad fahren und Baseball spielen in der vergangenen Woche zurück.

Wir behandelten den Patienten aufgrund der L4-L5-Problematik mit der Ling Gu-Da Bai-Zhong Bai-Kombination. Es wurden wöchentlich 2–3 Sitzungen durchgeführt, wobei drei Sitzungen optimal gewesen wären. Dazu fehlte dem Patienten jedoch die Zeit. Nach 10 Behandlungen hatten sich die Beschwerden soweit gebessert, dass der Patient nur noch gelegentlich Schmerzen hatte, die vor allem beim Sport und bei langem Sitzen oder Stehen auftraten. Durch die sportlichen Aktivitäten verschlechterte sich sein Zustand mehrfach, sodass zusätzliche Behandlungen nötig wurden. Nach der abschließenden Behandlung war der Patient bei wieder hergestellter normaler Beweglichkeit beschwerdefrei. Dieser Zustand blieb auch während der Nachuntersuchungen erhalten.

Schlussfolgerung

Alle Behandlungen wurden mit der Ling-Gu-Kombination durchgeführt. Der Patient wurde innerhalb von 86 Tagen insgesamt 30 mal behandelt, wobei der zunächst mittelstarke bis starke Schmerz vollständig verschwand. Der Patient kann seinen intensiven sportlichen Aktivitäten wieder uneingeschränkt nachgehen.

Kommentar

Bei jungen Patienten verläuft die Heilung in aller Regel deutlich schneller. Im vorliegenden Fall führte die überschüssige Energie des Patienten jedoch mehrfach zu einer Verschlechterung des Zustandes, die den Heilungsprozess verlängerte.

Zusammenfassung Patient 3 und 4

Beide Fälle illustrieren anschaulich die Wirksamkeit der Ling Gu-Da Bai-Zhong Bai-Kombination bei Ischialgien vom Typ L5. Wichtig ist, dass der Patient in regelmäßigen Intervallen zweimal oder besser dreimal wöchentlich behandelt wird. In dieser Zeit sollte der Patient sich ausreichend schonen, um eine Reaktivierung der Symptome durch Überbeanspruchung zu vermeiden. Nach Abschluss der Behandlung waren beide Patienten praktisch beschwerdefrei.

Ling-Gu . . . .
Stechende Schmerzen im Ellenbogen

Der 38-jährige sportlich aktive Patient stellte sich mit Schmerzen im rechten Ellenbogen vor. Schonung und Krankschreibung hatten bisher keine Besserung bewirkt. In seinem Beruf musste der Patient mit beiden Armen Objekte von jeweils 10–15 kg Gewicht bewegen. Er glaubte sich zu erinnern, dass die Beschwerden vor etwa drei Monaten begonnen hatten, wobei sich der Schmerz immer mehr gesteigert hatte. Bei der Palpation von Resistenzen trat ein starker Schmerz auf, den der Patient als stechend und in den rechten Unterarm bzw. die rechte Hand ausstrahlend beschrieb. Der Ellenbogen konnte weder vollständig angewinkelt noch gestreckt oder gedreht werden.
Der Patient hielt den Arm nahe am Körper und vermied, ihn zu benutzen.

Die Behandlung erfolgte durch die Nadelung von Ling Gu auf der schmerzhaften (rechten) Seite. Zur Unterstützung wurden zusätzlich zwei Punkte des linken Knies genadelt. Die beiden zusätzlichen Punkte korrespondierten mit Taiyang und Shaoyin, also mit den gleichen Meridianen wie die schmerzhafte Region des Ellenbogens. Auf dem gegenüberliegenden Knie wurden Bl 40 und Ni 10 genadelt. An allen Punkten wurde eine recht intensive Qi-Sensation ausgelöst und der Patient berichtete schon wenige Sekunden nach dem Setzen der Nadeln, dass die Schmerzen sich verringerten. Eine Woche später direkt vor der zweiten Behandlung hatten sich die Beschwerden um 50% reduziert.
Der Patient hatte seine Arbeit wieder aufgenommen und dabei keine Beschwerden verspürt. Nach der zweiten Behandlung kam es nochmals

zu einer deutlichen Besserung der Symptomatik. Eine Woche später nach der dritten Behandlung war der Patient praktisch schmerzfrei.
Zu diesem Zeitpunkt brach der Patient die Behandlung bei offensichtlicher Beschwerdefreiheit ab.

Schlussfolgerung

Der Patient wurde innerhalb von zwei Wochen dreimal behandelt. Jede Sitzung dauerte 30 Minuten. Dabei wurden auf der Seite des Schmerzes Ling Gu und auf der entgegengesetzten Seite Bl 40 und Ni 10 genadelt. Der Patient war mit dem Behandlungsergebnis vollauf zufrieden und berichtete ein Jahr später, dass der Schmerz nicht wieder aufgetreten sei.

Kommentar

Im vorliegenden Fall ist besonders die abweichende Nadelung von Ling Gu auf der Seite des Schmerzes interessant (sonst kontralateral). Bisher gibt es dafür keine theoretische Erklärung. Dr. Tan hatte das Phänomen jedoch empirisch beobachtet. Auch die Auswahl distaler Punkte auf dem analogen kontralateralen Gelenk (Knie) ist interessant. Das verwendete Konzept geht auf eine theoretische Auslegung des Yijing zurück, die in späteren Publikationen zur Akupunktur diskutiert wird.

Drei Fallbeispiele für die Kombination von Zhong Zi und Zhong Xian

Zhong Zi-Zhong Xian

Die Skoliose

In meiner Sprechstunde stellte sich eine 30-jährige Hausfrau vor, die über Schmerzen im Bereich des oberen Thorax zwischen der Wirbelsäule und dem linken Schulterblatt klagte. Der Schmerz wurde auf der Skala von 1–10 mit 7, also als recht stark angegeben. Seit ihrer Kindheit litt die Patientin unter einer Skoliose, die den Schmerz noch verstärkte. Sie hatte sich bereits in physiotherapeutische Behandlung begeben, der Therapieerfolg war jedoch zum Stillstand gekommen. Die Beschwerden entstanden vermutlich durch Bänderdehnungen bei den wiederkehrenden Haushaltaktivitäten und besonders beim Autofahren. Der unterliegende Faktor für die Beschwerden war jedoch die Skoliose.

Wir behandelten die Patientin mit einer Zhong Zi-Zhong Xian-Kombination, die auf der rechten Körperhälfte genadelt wurde. Zum Ausgleich wurde kontralateral Ling Gu ausgewählt. Schon 5 Minuten nach Setzen der Nadeln ließen die Schmerzen nach. Wir baten die Patientin, während der Behandlung ihre rechte Schulter zu bewegen. Dadurch wurde die schmerzlindernde Wirkung noch verstärkt. Dr. Tan behandelte die Patientin weiter nach diesem System, wobei er mehrfach die Seiten der Punkte wechselte, da die Patientin auch über gelegentliche Schmerzen auf der rechten Seite der betroffenen Region berichtete. Dennoch trat der Schmerz immer nur einseitig auf. Häufig wurden die Beschwerden von einem korrespondierenden Schmerz im Nacken begleitet, sodass die Verwendung des Ling Gu ohnehin angezeigt war. Hier ist die Lage des Punktes Ling Gu als anatomischer Gegenspieler von Zhong Xian besonders interessant. Es ensteht somit eine theoretische Yin/Yang-Balance zwischen linker und rechter Körperhälfte. Vor der Behandlung hatte die Patientin starke Schwierigkeiten, ihren Arm gegen einen geringen Widerstand zu heben, ihn langsam zu senken oder ihre Schulter zu drehen. Nach der Behandlung konnte sie diese Bewegungen schmerzfrei und problemlos ausführen.

Während der Behandlung traten bei dieser Patientin neben der Meridiankomplikation noch andere Schmerzen und Einschränkungen auf. Diese Beschwerden wurden so behandelt, dass die grundsätzliche Wirkung der Zhong Zi-Zhong Xian-Kombination erhalten blieb. Die Patientin hielt sich streng an das therapeutische Programm und sprach sehr gut auf die Behandlung an. Nach sechs-wöchiger Behandlung berichtete sie, dass die betroffene Region schmerzfrei und wieder voll beweglich sei.

Schlussfolgerung

Die Patientin wurde innerhalb von sechs Wochen zwölfmal behandelt, wobei jede einzelne Behandlung 30 bis 40 Minuten dauerte.
Dabei besserte sich ihr Zustand so weit, dass die eingangs relativ starken Schmerzen völlig verschwanden und die Beweglichkeit im Bereich beider Schulterblätter und des oberen Rückens wieder voll hergestellt wurde.

Kommentar

Die von Dr. Tan durch die Auswahl spezieller Punkte gewünschte Yin/Yang-Balance wird oftmals vom Körper selbst ausgelöst. Schmerzen, Bewegungseinschränkungen und Funktionseinbußen versucht unser Körper durch strukturelle Veränderungen zu kompensieren.
Dieses Phänomen tritt bei vielen Wirbelsäulenproblemen auf und ist auch bei der hier beschriebenen Patientin zu beobachten.

Zhong Zi-Zhong Xian ....
Der doppelte Auffahrunfall

In meiner Sprechstunde stellte sich eine 37-jährige zierliche Patientin vor, die vorwiegend sitzende Tätigkeiten am Computer verrichtete. Nach einem Autounfall litt sie unter Schmerzen im Bereich des oberen Thorax und des rechten Schulterblattes sowie unter zahlreichen anderen Beschwerden. Auf der subjektiven Schmerzskala von 1–10 beschrieb sie den Schmerz mit 9.

Die Patientin wurde mit der Zhong Zi-Zhong Xian-Kombination behandelt. Nach chinesischer Terminologie lagen die Schmerzen besonders entlang des Hand-Taiyang-Meridians und des Du Mai, der Hand-Shaoyang-Meridian war jedoch ebenfalls betroffen. Da die Schmerzen auf der rechten Körperhälfte waren, wurde die Kombination links genadelt, und weil die Patientin zusätzlich über Nackenschmerzen berichtete, durch den Punkt Ling Gu rechts ausgeglichen. Die Weichteilschädigung war bei der Patientin so stark, dass die Behandlung mehr als zwei Wochen erforderte. Sie fühlte sich nach jeder Sitzung deutlich besser. Die Überbelastung durch die Arbeit am Computer und die fortgesetzte Gartenarbeit am Wochenende führten dazu, dass die Symptome zwischenzeitlich immer wieder neu auftraten und die Patientin trotz rückläufiger Schmerzen nicht vollständig beschwerdefrei wurde. Nach zwölf Behandlungen hatte sich die Situation der Patientin deutlich gebessert, als sie erneut einen Auffahrunfall erlitt. Die bereits bekannten Symptome traten nun mit verstärkter Intensität auf. Erst nach weiteren drei Monaten mit insgesamt 23 Behandlungen war die Patientin letztlich schmerzfrei. Die Intensität und die Häufigkeit des Auftretens der Symptome hatten dabei von Behandlung zu Behandlung nachgelassen. Da die Patientin auf verschiedene Nahrungsmittel und Medikamente allergisch reagierte, wurden Kräuterrezepturen nur sehr vorsichtig aber mit guten Ergebnissen zur Konsolidierung des Behandlungserfolgs eingesetzt.

Schlussfolgerung

Über einen Zeitraum von vier Monaten erhielt die Patientin insgesamt 35 Behandlungen, von denen jede zwischen 30 und 45 Minuten dauerte. Nach besonders intensiven Arbeitsphasen und nach ungünstigen Bewegungen kehren die Beschwerden noch heute gelegentlich wieder. Dann genügen jedoch ein bis zwei Sitzungen, um Beschwerdefreiheit zu erreichen.

Kommentar

Bei vielen Patienten treten unter der Behandlung Komplikationen auf, wie der hier beschriebene Fall anschaulich zeigt. Die Patientin litt unter einer Qi- und Blutschwäche, die sie kraftlos und empfänglich für Verletzungen machte. Patienten mit dieser Konstitution reagieren meist nur langsam auf die Behandlung nach einer Verletzung. Unsere Patientin sprach recht gut auf die Behandlung an, wurde jedoch durch einen zweiten Auffahrunfall nochmals verletzt. Solche Fälle zeigen, wie wichtig ein umfangreiches und flexibles therapeutisches Repertoire für den Behandler ist.

Zhong Zi-Zhong Xian
Nur eine einzige Behandlung

In meiner Praxis stellte sich eine 64-jährige Rentnerin vor, die Mutter zweier Kinder war. Da sie übergewichtig war und unter schwerem Bluthochdruck mit drohenden kardialen Komplikationen litt, verbrachte sie die meiste Zeit des Tages im Sitzen. Sie berichtete, dass sie seit etwa zehn Tagen starke Schmerzen im Bereich des Thorax und des linken Schulterblattes verspürte. Ihre behandelnden Ärzte fanden keine Ursache für diese Schmerzen und die verordneten Medikamente blieben wirkungslos. Die Patientin konnte ihren Kopf nicht drehen und wurde selbst in der Nacht durch Schmerzen geweckt. Die Untersuchung zeigte eine krampfartige Verspannung des Musculus trapezius und eine mögliche Kompression der Bandscheiben im HWS-Bereich.

Die Patientin wurde auf der dem Schmerz gegenüberliegenden Seite mit der Zhong Zi-Zhong Xian-Kombination genadelt. Innerhalb von fünf Minuten nach dem Setzen der Nadeln konnte ein signifikanter Stimulus erzielt werden. Die Nadeln wurden noch für weitere 35 bis 40 Minuten belassen und in dieser Zeit periodisch stimuliert.

Nach Ende dieser Sitzung war die Patientin beschwerdefrei und konnte den Kopf ohne Einschränkungen nach rechts und links drehen.
Die volle Beweglichkeit war wieder hergestellt und die Patientin verließ unsere Praxis komplett schmerzfrei. Im vorliegenden Fall konnte die Heilung mit nur einer einzigen Behandlung erzielt werde. Die Patientin hat sich seither nicht wieder vorgestellt.

Schlussfolgerung

Die Patientin erhielt nur eine einzige Behandlung, die 45 Minuten andauerte. Diese eine Behandlung konnte die Schmerzen vollständig beseitigen und die volle Beweglichkeit wieder herstellen.

Kommentar

Während westliche Diagnostik keine Ursache für die Beschwerden der Patientin ergab, konnten die Symptome im Rahmen der traditionellen chinesischen Medizin klar als Qi-Obstruktion der Meridiane eingestuft werden. Problematisch ist hierbei jedoch die Eingrenzung der tatsächlich betroffenen Meridiane. Da im vorliegenden Fall praktisch alle oberen Yang-Meridiane und damit zahlreiche „Kreuzungspunkte" und „alle inneren Verbindungen" betroffen sein könnten, wurde die eindeutige chinesische Diagnose zur therapeutischen Herausforderung. Bei solchen Patienten bewährt sich die Zhong Zi-Zhong Xian-Kombination in besonderer Weise, weil sie, ähnlich wie die Reflexzonenmassage des Fußes, eine ganze Körperregion behandeln kann und damit die Therapie deutlich vereinfacht.

Sechs Fallbeispiele für die Nadelung von Mu Huo, Shou Jing Dian, Gan Men und Yan Huang

Mu Huo

Nach dem Schlaganfall

In meiner Sprechstunde stellte sich ein 50-jähriger Patient vor, der einen Schlaganfall erlitten hatte. Seitdem konnte er seine linke Hand nur noch eingeschränkt bewegen. Die Finger ließen sich nicht mehr strecken. Zusätzlich klagte er über Schmerzen im unteren Rücken.

Zur Behandlung des linken Armes und der Hand wurde rechts der Punkt Mu Huo genadelt. Um die Schmerzen im unteren Rücken zu lindern, ermittelte ich Ashi-Punkte auf dem Blasenmeridian, die ich mit dem Punkt Ling Gu rechts kombinierte. Der Patient konnte die Finger seiner linken Hand sofort wieder strecken. Vor der zweiten Behandlung berichtete er, dass die Wirkung zwei Tage lang angehalten und erst dann wieder nachgelassen habe. Ich nadelte wiederum Mu Huo und konnte die gleiche Wirkung wie bei der ersten Behandlung beobachten. Im Laufe der folgenden sechs Behandlungen gingen die Lähmungserscheinungen mehr und mehr zurück. In dieser Zeit bewegte der Patient seinen Arm wie gewohnt und trainierte so Kraft und Ausdauer. Bei Abschluss der Behandlung war die Funktion der linken Hand wieder voll hergestellt, der Patient konnte seine gewohnten Alltagsaktivitäten wieder aufnehmen und sogar Golf spielen.

Schlussfolgerung

Der Patient erhielt über einen Zeitraum von 40 Tagen insgesamt acht Behandlungen, die jeweils 45 Minuten dauerten. Obwohl die Bewegungseinschränkung schon ein Jahr lang bestanden hatte, konnte die Beweglichkeit wieder voll hergestellt werden, sodass der Patient auch seine sportlichen Aktivitäten wieder aufnehmen konnte.

Kommentar

Ich möchte an dieser Stelle erwähnen, dass der Patient vor meiner Behandlung bereits eine andere Akupunkturbehandlung erhalten hatte, die jedoch erfolglos geblieben war. Die Behandlung von Patienten nach einem Schlaganfall ist schwierig und das vorliegende Beispiel zeigt einmal mehr, wie wichtig dabei ein umfangreiches therapeutisches Repertoire ist.

Ba Guan.

Im Rollstuhl

In meiner Praxis stellte sich ein 74-jähriger Patient vor, der im Rollstuhl saß. In Folge einer neurologische Erkrankung konnte er weder stehen noch laufen. Westliche Diagnostik hatte keine Ursache für seinen Zustand erkennen lassen. Der Patient hatte seinen Gleichgewichtssinn verloren und nun verlor er nach und nach auch die Fähigkeit, aufrecht zu stehen und zu gehen.

Weil das linke Bein betroffen war, nadelte ich auf der rechten Seite die Ba Guan-Punkte. Der Patient konnte nur einmal in der Woche zur Behandlung kommen. Schon nach der ersten Behandlung zeigte das linke Bein eine schwache Reaktion. Nach der zweiten Sitzung konnte der Patient sein linkes Knie strecken. Nach zweimonatiger Behandlung war seine fortschreitende Schwäche zum Stillstand gekommen.

Schlussfolgerung

Innerhalb von 6 Wochen erhielt der Patient sechs Behandlungen.
Die unterliegende Erkrankung konnte nicht gelindert werden. Obwohl der Patient nie wieder stehen oder gehen konnte, zeigte sich eine definitive, wenn auch eingeschränkte Reaktion.

Kommentar

Dieser Fall ist besonders interessant, weil die unterliegende Erkrankung mit westlicher Diagnostik nicht erfasst werden konnte, der Patient aber auf die Behandlung reagiert hatte und begrenzt therapeutische Fortschritte zeigte. Sicher wäre es interessant gewesen, den weiteren Verlauf der Therapie bei kontinuierlicher Nadelung der Ba Guan, der Anwendung von Kräuterzubereitungen und Physiotherapie zu beobachten.
Zwei Monate nach der letzten Behandlung konnte der Patient sein Bein noch immer strecken.

Shou Jing Dian

Nackenschmerzen

In meiner Sprechstunde stellte sich eine etwa 35 Jahre alte Patientin vor, die über Nackenschmerzen klagte und ihren Kopf nur etwa 20 Grad in beide Richtungen drehen konnte. Sie war erst kürzlich mit Akupunktur, Akupressur, Elektrostimulation und Manualtherapie behandelt worden, ohne dass eine Besserung eingetreten wäre. Die Patientin saß auf einem Stuhl im Wartezimmer, weil gerade alle Behandlungsplätze belegt waren. Ich nadelte den Punkt Shou Jing Dian auf beiden Händen und schon nach wenigen Sekunden verschwanden die Schmerzen. Die Nadeln wurden noch 15 Minuten belassen und die Patientin wurde aufgefordert, in dieser Zeit ihren Kopf nach rechts und links zu wenden. Danach konnte sie die Praxis praktisch schmerzfrei verlassen und ihren Kopf nach beiden Seiten wieder volle 90 Grad weit drehen.

Schlussfolgerung

Die Patientin wurde nur ein einziges Mal durch Nadelung des Punktes Shou Jing Dian behandelt, wobei der Schmerz innerhalb weniger Sekunden verschwand.

Zusammensassung

Die Zeitspanne von der Anwendung einer Behandlungsmethode bis zum Eintritt ihrer Wirkung ist bei den meisten Behandlungstechniken unterschiedlich lang. Bei der Nadelung des Punktes Shou Jing Dian tritt die Wirkung meist schon unmittelbar nach Setzen der Nadeln ein.

Shou Jing Dian
Nackenschmerzen

In meiner Praxis stellte sich eine 30-jährige Patientin vor, die durch Fehlanlage des Kiefergelenks unter einer Temporomandibulären Athropathie litt. Das Drehen des Kopfes war schmerzhaft und nur eingeschränkt möglich. Die Anamnese ergab, dass die Patientin in ihrer Kindheit einen Sturz und später bei einem Autounfall ein Schleudertrauma erlitten hatte. Diese beiden Verletzungen verstärkten die Nackenbeschwerden.

Zunächst nadelte ich den Punkt Shou Jing Dian. Wenn die Schmerzen auf der linken Seite lagen, nadelte ich den Punkt rechts und umgekehrt. Schon nach zwei Minuten hatten die Schmerzen nachgelassen. Die Schmerzfreiheit hielt 48 Stunden an und ließ dann langsam nach, wobei die initiale Schmerzintensität nicht wieder erreicht wurde. Die Symptomatik besserte sich mit jeder Behandlung und nach zehn Wochen waren die Nackenschmerzen abgeklungen. Die Patientin kommt gelegentlich noch zu einer Sitzung, wenn durch Überarbeitung, Stress oder eine ungünstige Schlafposition die Symptome wieder auftreten. Dann genügen jedoch ein bis drei Behandlungen, um erneut Schmerzfreiheit zu erzielen.
Die Bewegung des Kopfes ist inzwischen uneingeschränkt möglich.

Schlussfolgerung

Über einen Zeitraum von 74 Tagen erhielt die Patientin insgesamt 17 Behandlungen. Dabei wurde eine vollständige Schmerzfreiheit erzielt. Rotation, Flexion und Extension des Kopfes sind wieder voll möglich. Seitdem kommt die Patientin nur noch beim gelegentlichen Wiederauftreten der Symptome zur Nachbehandlung.

Kommentar

Ich möchte mit dem vorliegenden Fallbeispiel nicht den Eindruck erwecken, dass sich so komplexe Probleme wie eine Temporomandibuläre Athropathie und ein HWS-Schleudertrauma durch Nadeln eines einzelnen Punktes lösen lassen. Daher ist der beschriebene Fall besonders interessant, denn hier konnten die Beschwerden durch das alleinige Nadeln des Punktes Shou Jing Dian gelindert werden.

Gan Men

Chronische Hepatitis

In meiner Sprechstunde stellte sich ein etwa 35-jähriger Patient vor, der zum zweiten Mal innerhalb von drei Jahren unter einer Hepatitis litt. Sein Allgemeinzustand war stark reduziert und er klagte über Schwäche, Übelkeit und Erbrechen. Die Skleren seiner Augen waren ikterisch, die Leber vergrößert und schmerzempfindlich.

Ich entschloss mich, den Patienten mit einer Kombination von Akupunktur und Kräuterrezeptur zu behandeln. Ich nadelte die Punkte Gan Men zusammen mit Le 5, Gb 41, Di 11 und anderen kühlenden Punkten. Zur Linderung der Müdigkeit und der Schwere der Augen wählte ich SJ 2. Der Patient wurde dreimal wöchentlich behandelt und erhielt pflanzliche Zubereitungen, um die feuchte Hitze in der Leber auszuleiten. Bei der ersten Behandlung nadelte ich jeweils bilateral die Punkte Gan Men, Le 5 und SJ 2. Nach der sechsten Behandlung (bzw. nach zwei Behandlungswochen) hatte sich der Zustand des Patienten deutlich gebessert. Seine Hautfarbe war wieder nahezu normal und die Schwäche begann nachzulassen. Eine Blutentnahme durch seinen Hausarzt zeigte, dass sich die Leberwerte langsam wieder normalisierten.

Nach 15 Behandlungen spürte der Patient nur noch eine leichte Schwäche und ein Druckgefühl im Oberbauch. Nach 25 Behandlungen innerhalb von 60 Tagen fühlte er sich wieder normal, berichtete jedoch über einen Hautausschlag an den Unterschenkeln. Dieser Hautausschlag gilt als sicheres Zeichen für eine fortschreitende Heilung von Erkrankungen der Leber. Eine erneute Blutentnahme bestätigte die weitere Normalisierung der Leberfunktion. Nach 26 Behandlungen nahm der Patient zunächst verkürzt seine Berufstätigkeit wieder auf. Die Behandlung wurde noch so lange weitergeführt, bis alle Beschwerden und Komplikationen abgeklungen waren. Die nun durchgeführte dritte Blutentnahme zeigte, dass die Leberwerte wieder im Normbereich lagen.

Schlussfolgerung

Von Mitte April bis Ende Juli erhielt der Patient insgesamt 35 Behandlungen. Dabei wurden überwiegend die Punkte Gan Men, SJ 2 und gelegentlich Gb 41 genadelt. Nachdem der Patient zu Beginn der Behandlung durch die Erkrankung stark geschwächt war, besserte sich sein Zustand, und er konnte nach Abschluss der Behandlung vollständig ausgeheilt alle seine Alltagsaktivitäten und seine Berufstätigkeit wieder voll aufnehmen.

Kommentar

Chronische Hepatitiden erfordern eine langfristige Behandlung. Im vorliegenden Fall war der Patient bereits zum zweiten Mal erkrankt. Bei der ersten Erkrankung war er 6 Monate arbeitsunfähig. Mithilfe meiner Behandlung konnte er bei der zweiten Erkrankung seine Arbeit schon nach 9 Wochen wieder aufnehmen.

Yan Huang und Gan Men
Die ikterische Hausfrau

In meiner Praxis stellte sich eine 42-jährige Patientin vor, die stark ikterisch war und seit längerer Zeit unter allgemeiner Schwäche litt. Sie war stark übergewichtig und es war bekannt, dass eine chronische Hepatitis bestand, die durch Laboruntersuchungen bestätigt war. Die Pulsdiagnostik zeigte einen Mangel in den Leber- und Milzpositionen. Die Schwäche der Milz war vermutlich für das Übergewicht verantwortlich.

Ich entschied mich, die Patientin mit Kräuterrezepturen zu behandeln, die das Yin der Milz und der Leber tonisieren sollten. Diese Therapie ergänzte ich durch bilaterales Nadeln des Punktes Yan Huang. Die tägliche Einnahme der Zubereitung und die Akupunktur führten zu einer deutlichen Besserung der Symptomatik, sodass nach 15 Behandlungen die ikterische Hautfärbung kaum noch erkennbar war. Nun wurde die Akupunktur ganz eingestellt. Die Patientin wurde noch einen Monat lang mit wechselnden pflanzlichen Zubereitungen behandelt bis alle Symptome vollständig verschwunden waren.

Schlussfolgerung

Innerhalb von 50 Tagen erhielt die Patientin insgesamt 15 Behandlungen von jeweils 40 Minuten Dauer. Danach kam die Patientin noch einen Monat lang einmal wöchentlich in die Praxis, wo sie eine pflanzliche Zubereitung erhielt, die sie zweimal täglich einnahm. Sie beendete die Behandlung bei vollem Wohlbefinden, das auch ein Jahr später noch unverändert anhielt.

Kommentar

Im vorliegenden Fall wurde der therapeutische Fortschritt hauptsächlich durch die pflanzliche Zubereitung erzielt. Punkte wie Yan Huang und Gan Men können den Heilungsprozess jedoch deutlich beschleunigen.

Drei Fallbeispiele für die Nadelung von Mu Guan und Gu Guan

Mu Guan und Gu Guan . . . .
Geschwollene Hände

In meiner Sprechstunde stellte sich eine 40-jährige Patientin vor, die in ihrem Beruf als Reisebegleiterin viel wanderte und mit Begeisterung vielfältigen Aktivitäten in der Natur nachging. Zu ihren Aufgaben gehörte jedoch auch die Arbeit mit Computer und Telefon. Die Patientin litt unter rheumatoider Arthritis der Hand- und Fingergelenke, die mit Schmerzen und Steifheit einhergingen. Sie berichtete, dass sie ähnliche Beschwerden in abgeschwächter Form auch gelegentlich in den Zehen habe. Bei der Untersuchung zeigten sich schmerzhafte Schwellungen und Steifheit der Finger und Zehen.

Die Patientin wurde mit der Kombination der Punkte Mu Guan und Gu Guan genadelt, da diese Punkte bei Gelenkschwellungen klassisch indiziert sind. Ich nadelte die Punkte kontralateral zu der Körperhälfte, in der die Schmerzen jeweils stärker waren. Wenn also am Behandlungstag die linke Hand besonders steif oder schmerzhaft war, nadelte ich die Punkte Mu Guan und Gu Guan auf der rechten Hand. Zusätzlich ließ ich jeweils die Ashi-Punkte an den betroffenen Fingergelenken der linken Hand bluten. Schon unmittelbar nach der ersten Behandlung berichtete die Patientin, dass die Schmerzen und Versteifungen nachgelassen hätten. In den ersten 24 Stunden danach verringerten sich die Symptome weiter und die Schwellungen gingen leicht aber sichtbar zurück. Nach der zweiten und dritten Behandlung trat eine deutliche Besserung ein. Die Flexion und Extension der Finger hatte sich um 60% verbessert und die Kraft in den Händen kehrte langsam zurück. Zur dritten Behandlung habe ich die meisten geschwollenen Gelenke nochmals geblutet. Ergänzend nadelte ich Mu Guan und Gu Guan kontralateral. Nach dieser Sitzung erlitt die Patientin einen Rückfall, der 24 Stunden andauerte.

Für die vierte Behandlung ergänzte ich die Punkte Mu Guan und Gu Guan durch SJ 5 auf der gegenüberliegenden Seite. Um die Qi-Zirkulation im Körper zu verbessern, nadelte ich zusätzlich Gb 41 und Le 3. Danach trat zwischen den Behandlungen kein weiterer Rückfall auf. Für die fünfte und sechste Behandlung verwendete ich wiederum die Kombination der Punkte Mu Guan und Gu Guan auf der einen und Ashi-Punkte auf der anderen Seite. Die Patientin entschied sich, den Behandlungserfolg bei Bedarf aufzufrischen und kommt noch gelegentlich zu einer Sitzung, wenn erneut Schmerzen oder Schwellungen auftreten.

Schlussfolgerung

Die Patientin erhielt über einen Zeitraum von 45 Tagen insgesamt 6 Behandlungen. Obwohl die einzelnen Sitzungen in unregelmäßigen Abständen erfolgten, war der Behandlungserfolg nach den drei Jahre lang währenden Schmerzzuständen für die Patientin zufrieden stellend. Die initial starken Schmerzen, Schwellungen und Versteifungen waren so weit zurückgegangen, dass an den Händen keine Schwellungen mehr sichtbar waren und die Patientin relativ schmerzfrei leben konnte.

Kommentar

Die Kombination der Punkte Mu Guan und Gu Guan wurde bei dieser Patientin zur Linderung rheumatischer Beschwerden eingesetzt. Um eine Qi- und Blutstagnation aufzulösen habe ich neben dieser Kombination Ashi-Punkte im Bereich der Schwellungen und Versteifungen genadelt und bluten lassen.

Mu Guan und Gu Guan ....
Geschwollene Gelenke

In meiner Praxis stellte sich eine agile 49 Jahre alte Patientin vor, die in einer Bank arbeitete. Sie litt unter rheumatischen Beschwerden, die besonders die Gelenke der Hand und der Finger, der Ellenbogen und der Füße betrafen. Diese Schmerzzustände waren in den letzten zwei Jahren immer stärker geworden. Konventionelle Medikation blieb erfolglos. Deshalb hatte die Patientin schon eine Reihe alternativer Heilmethoden ausprobiert, die alle wenig oder keine Besserung brachten. Am meisten litt sie unter den schmerzhaften Schwellungen und Versteifungen der Hände, weil diese Einschränkungen sie bei ihrer Arbeit am Computer stark behinderten. Auf der subjektiven Skala zur Schmerzintensität (0–10) beschrieb sie den Schmerz mit 7.

Ich behandelte die Patientin durch Nadeln der Punkte Mu Guan und Gu Guan. Diese ergänzte ich durch einige lokale Ashi-Punkte im Bereich der schmerzhaften Mittelhand- und Fingergelenke sowie der Zehengelenke. Die Ashi-Punkte wurden an der gegenüberliegenden Hand ermittelt, auf der die Punkte Mu Guan und Gu Guan genadelt wurden.

Schon unmittelbar nach der ersten Behandlung fühlte die Patientin, dass die Beweglichkeit der Hände sich verbesserte und die Schwellungen nachließen. Am dritten Tage nach der ersten Behandlung litt die Patientin noch unter den beschriebenen Beschwerden. Die Schmerzintensität hatte jedoch nachgelassen. Ich behandelte sie nach dem gleichen Muster weiter, wobei ich Punkte hinzufügte oder wegließ und die Anordnung so den Veränderungen des Zustands der Patientin anpasste. Einen Monat lang erhielt sie drei Behandlungen pro Woche, sodass initial 12 Sitzungen erfolgten. Danach wurde die Akupunktur durch die Gabe einer Kräuterrezeptur ergänzt, die den Behandlungserfolg verstärken und verlängern sollte. Diese Zubereitung wurde für die folgenden drei Monate verordnet.

Schlussfolgerung

Über einen Zeitraum von vier Monaten erhielt die Patientin insgesamt 48 Behandlungen. Jede einzelne Sitzung dauerte etwa eine Stunde. Dabei wurden die Punkte Mu Guan und Gu Guan sowie auf der entgegengesetzten Seite liegende Ashi-Punkte genadelt. In den letzten drei Behandlungsmonaten ergänzte eine pflanzliche Zubereitung die Therapie. Die Beschwerden hatten sich nach Behandlungsende zu 80% zurückgebildet und es waren keine Schwellungen oder Schmerzen im Bereich der distalen Gelenke der Hände mehr vorhanden. Bei der nun durchgeführten Untersuchung der Beweglichkeit der Hände zeigte sich, dass die Sehnen gleichmäßig und schmerzfrei beweglich waren.

Kommentar

Im vorliegenden Fall wurden Schmerzen vom rheumatoiodarthritischen Typ in den Gelenken (vorwiegend der Hände) durch Nadeln der Punkte Mu Guan und Gu Guan behandelt. Diese stark wirksamen Punkte ergänzte ich durch Nadeln der Ashi-Punkte auf der gegenüberliegenden Seite.

Die Patientin erhielt zusätzlich eine pflanzliche Zubereitung, die die rheumatische Entzündung lindern und den Effekt der Akupunktur verstärken sollte. Die Heilung verlief konstant, wobei eine eindrucksvolle Reaktion auf die Behandlung zu beobachten war. Vielleicht sollte vor diesem Hintergrund noch einmal erwähnt werden, dass die Patientin zuvor bereits eine große Anzahl konventioneller und alternativer Heilungsversuche durchlaufen hatte, die jedoch alle nur wenig oder nicht erfolgreich waren.

Mu Guan und Mu Guan. . . . .
Der Fersensporn

In meiner Sprechstunde stellte sich eine sehr aktive 45-jährige Grundschullehrerin vor, die nebenbei als Bibliothekarin und Autorin arbeitete. An ihrer linken Ferse hatte sich ein Fersensporn mit mehreren spitzen Fortsätzen gebildet, der kürzlich durch einen Orthopäden röntgenologisch bestätigt worden war. Zusätzlich litt die Patientin unter linksseitiger Spondylose im Bereich von L5 und hatte bereits mehrere Frakturen erlebt.

Ich untersuchte die Ferse durch geringen Druck (weniger als 1kp Kraftausübung) mit dem Daumen. Sofort spürte die Patientin einen starken Schmerz. Ich entschied mich für die Nadelung der Punkte Mu Guan und Gu Guan, da diese Punkte bei Schmerzen im Bereich der Fersen unmittelbar wirksam sind. Nachdem durch das Nadeln ein De Qi ausgelöst wurde, konnten mehr als 5kp Druckkraft auf die betroffene Stelle ausgeübt werden, ohne dass sich die Schmerzen deutlich verstärkt hätten. Der Zustand der Patientin besserte sich stetig und nach drei Behandlungen waren die Schmerzen praktisch verschwunden. Ich führte zur Konsolidierung des Behandlungserfolgs noch zwei weitere Sitzungen durch. Auch während der sechsmonatigen Nachbeobachtung traten die Beschwerden nicht wieder auf. Eine erneute röntgenologische Untersuchung durch den Orthopäden ergab eine weitgehende Rückbildung des Fersensporns. Jetzt war auf dem Kalkaneus nur noch eine leichte abgerundete Wölbung zu erkennen.

Schlussfolgerung

Die Patientin erhielt über einen Zeitraum von sieben Wochen insgesamt 15 Behandlungen. Sie selbst war mit dem Behandlungserfolg sehr zufrieden. Die schmerzhafte und sichtbare Gehbehinderung hatte sich soweit gebessert, dass sie wieder normal und schmerzfrei gehen konnte.

Kommentar

Die schmerzhafte Knochenneubildung der linken Ferse, die mehrere spitze Fortsätze aufwies, wurde durch die Kombination von Mu Guan und Gu Guan behandelt. Solche neu gebildeten Knochenfortsätze sind eine traditionelle Indikation für Punkte, die bei Gelenk- und Knochenschwellungen angewandt werden. Auch ihre anatomisch analoge Lage auf dem Handballen ließ sie für die Linderung dieses speziellen Problems geeignet erscheinen. Die Beschwerden bestanden bereits zwei Monate und der Orthopäde hatte der Patientin mitgeteilt, dass selbst eine vorübergehende Schmerzlinderung nur durch einen chirurgischen Eingriff möglich wäre.

Fallbeispiele für die Nadelung regulärer Meridianpunkte

SJ 2

Müdigkeit und Schlaflosigkeit

In meiner Sprechstunde stellte sich eine 35-jährige Patientin vor, die unter Kopfschmerzen und Schlaflosigkeit litt, die aus meiner Sicht durch Blut-Mangel hervorgerufen wurden. Diese Symptome treten im Zusammenhang mit chronischen Hepatitiden auf, es konnte jedoch keine Hepatitis nachgewiesen werden. Im Verlauf der Behandlung berichtete die Patientin dann, dass ihre Augen bei Müdigkeit pulsierten.

Der initiale Behandlungsplan richtete sich auf die Behandlung der Schlaflosigkeit und des Kopfschmerzes. Die beschriebenen Augenbeschwerden traten zu Beginn der Behandlung noch nicht auf und wurden daher erst später behandelt. Ich nadelte SJ 2, weil dieser Punkt Müdigkeit der Augen (besonders bei Hepatitiden und ähnlichen Störungen) effektiv lindert. Um die Hand-Shaoyang und die Fuß-Jueyin-Meridiane zu harmonisieren, wurde SJ 2 bilateral auf beiden Füßen durch Le 3 ausgeglichen.

Nach 20 Behandlungen berichtete die Patientin, dass alle Symptome vollständig verschwunden waren. An diesem Punkt wurde die Behandlung beendet und die Patientin ist seither vollständig beschwerdefrei.

Schlussfolgerung

Die Patientin erhielt über einen Zeitraum von 10 Wochen insgesamt 20 Behandlungen, von denen jede 30 bis 40 Minuten dauerte. Dabei wurde eine vollständige Beschwerdefreiheit erzielt, sodass die Patientin alle gewohnten Alltagsaktivitäten wieder aufnehmen konnte.

Kommentar

Der vorliegende Fall ist besonders interessant, weil die Patientin über Symptome berichtete, die sonst im Zusammenhang mit chronischen Hepatitiden auftreten. Zu Behandlungsbeginn standen Müdigkeit und Schlaflosigkeit im Vordergrund. Als diese Beschwerden nachließen, stellte sich ein Pulsieren in den Augen ein, das sie wie eine Rückkehr der Kopfschmerzen empfand. Die Linderung dieses Symptoms erforderte weitere sechs Behandlungen. Ich nadelte über den gesamten Zeitraum der Therapie Le 3 bilateral um SJ 2 auszugleichen. Alle Sitzungen waren erfolgreich und es konnte nach lange bestehenden Beschwerden ein Zustand der vollständigen Beschwerdefreiheit erreicht werden.

Pe 3

Schmerzen im Daumen

In meiner Praxis stellte sich eine 50-jährige, beruflich sehr engagierte Patientin in relativ gutem Gesundheitszustand vor. Sie bat um eine Behandlung, da sie unter Schmerzen im proximalen Abschnitt des linken Daumengrundgelenks litt. Ihr Orthopäde hatte eine degenerative Veränderung der Knorpeloberfläche diagnostiziert, die durch Abnutzung entsteht. Äußerlich wirkte das Gelenk unauffällig, bei der Palpation zeigte sich jedoch eine starke Schmerzempfindlichkeit. Flexion und Extension waren nur mit starken Einschränkungen möglich. Als einzige Therapieoption stand bisher die chirurgische Korrektur. Ich nadelte auf dem linken Arm Pe 3 und zum Ausgleich auf dem rechten Fuß Le 3. Zur weiteren Harmonisierung wurde der Punkt Ling Gu auf der rechten Hand genutzt. Da die Schmerzen im palmaren Bereich des Gelenks am stärksten waren, nadelte ich den dorsalen Bereich der rechten Hand. Relativ oberflächliches Setzen der Nadeln wirkt in diesem Fall auf den Aspekt des Yin-Yang-Ausgleichs.

Schon nach der ersten Behandlung berichtete die Patientin über einen unmittelbaren und deutlichen Rückgang der Beschwerden. Flexion und Extension des Daumengrundgelenks waren wieder möglich, die Kraft beim Zangengriff jedoch relativ gering. Nach der nächsten Behandlung, die drei Tage später erfolgte, hatte sich die Mobilität des Daumens um 50% gebessert und der Schmerz war zurückgegangen. Nach insgesamt zehn Behandlungen war die Patientin vollständig schmerzfrei und konnte den Daumen wieder uneingeschränkt bewegen. Der Behandlungserfolg wurde durch drei weitere Sitzungen gefestigt.

Aus meiner Sicht wurden die Beschwerden durch Kälte und Feuchtigkeit ausgelöst. Puls- und Zungendiagnostik ergaben eine unterliegende Nierenschwäche. Ich verordnete eine Kräuterrezeptur mit Hu Gu und Du Zhong. Die Zubereitung war gut wirksam und es traten keine Nebenwirkungen auf. Die Patientin wendete die Medikation nach dem Ende der Akupunkturbehandlung einen Monat lang an. Bei der Nachuntersuchung nach einem Jahr war sie noch immer beschwerdefrei.

Schlussfolgerung

Die Patientin erhielt zur Linderung der degenerativen Veränderung ihres Daumengrundgelenks insgesamt 13 Behandlungen. Nach sieben Wochen war bei Beschwerdefreiheit die Mobilität des Gelenks wieder voll hergestellt. Ergänzend verordnete ich Hu Gu und Du Zhong. Trotz exakter Beobachtung traten weder Schlaflosigkeit noch Schwindel (bekannte Nebenwirkungen wärmender Rezepturen) auf und die Medikation war gut wirksam. Bei der Nachuntersuchung nach einem Jahr war die Patientin noch immer beschwerdefrei.

Kommentar

Die Patientin faszinierte, dass beim Stimulieren der Nadeln der Schmerz in ihrem Daumen spürbar nachließ.
Die verordnete Kräuterrezeptur war ein wichtiger Teil der Behandlung, der die „Substanz" bei der Heilung des Daumengrundgelenks unterstützen sollte. Die Akupunktur sollte den Energiefluss in die richtige Richtung lenken. Durch die Kombination beider Behandlungselemente konnte die Heilung deutlich beschleunigt und das Behandlungsergebnis gefestigt werden. Die chirurgische Intervention wurde damit hinfällig.

Pe 7 und Pe 6

Das vertretene Knie

In meiner Sprechstunde stellte sich eine 70-jährige Patientin vor. Sie hatte in ihrer Küche gearbeitet und sich dabei ruckartig umgedreht, um einen herabfallenden Gegenstand aufzufangen. Dabei war ein kurzer scharfer Schmerz aufgetreten, der vom rechten unteren Rücken entlang der Rückseite ihrer Hüfte medial ausstrahlte. Später spürte sie Beschwerden im Kniegelenk, die mit Schmerzen verbunden schienen, die von der Leistengegend ausgingen und medial entlang der Hüfte ausstrahlten. Zusätzlich berichtete sie über Taubheit der rechten Handfläche. Es ließ sich jedoch nicht ermitteln, wann dieser Zustand eingesetzt hatte.

Ich entschied mich, Pe 7 und Pe 6 auf der linken Seite zu nadeln und durch Mi 4 und Mi 6 rechts auszugleichen. Schon nach der ersten Behandlung hatten die ausstrahlenden Schmerzen und die Beschwerden im Knie zu 70% nachgelassen. Die Patientin berichtete, dass gehen und Treppen steigen die Symptome verstärkten. Dennoch waren die Schmerzen nur noch halb so stark wie vor der Behandlung. Nach der zweiten Behandlung war die Taubheit der rechten Handfläche verschwunden.

Bei den folgenden sieben Behandlungen war trotz mehrerer Rückfälle durch Überanstrengung ein konstanter Fortschritt zu erkennen. Nach neun Behandlungen waren die Beschwerden zu 80% gelindert. Ich änderte nun den Behandlungsplan, sodass jetzt alternierend Pe 6 und Pe 7 und drei Tage später der Punkt Ling Gu mit Ausgleich durch Mi 6 genadelt wurden. Diese Methode wandte ich in den folgenden 12 Behandlungen an. Danach waren die Symptome vollständig verschwunden.

Schlussfolgerung

Die Patientin erhielt insgesamt 21 Behandlungen, von denen jede 40 Minuten dauerte. Zwischen den einzelnen Sitzungen lagen jeweils 2 Tage. Damit konnten die ischialgieähnlichen Beschwerden soweit gelindert werden, dass die Patientin sich wieder schmerzfrei und uneingeschränkt bewegen kann. Das Taubheitsgefühl der linken Handfläche bildete sich vollständig zurück.

Kommentar

Der vorliegende Fall zeigt eine interessante Polarität. Beschwerden im Bereich der rechten Hüfte und des rechten Knies sind mit Taubheit der linken Handfläche verknüpft. Die zur Behandlung der Hüfte und des Knies ausgewählten Punkte Pe 6 und Pe 7 eigneten sich auch zur Behandlung der Taubheit der Handfläche.

Pe 9

Ein 11-jähriges Kind mit Halsschmerzen

Da die Beschwerden erst seit kurzer Zeit bestanden, konnte im folgenden Fall schon durch eine einzige Behandlung Beschwerdefreiheit erzielt werden. An einem Oktobertag mit typisch herbstlichem Wetter stellte sich in meiner Praxis ein 11-jähriger Junge vor. Er hatte sich erkältet, fieberte leicht und klagte über Halsschmerzen. Der Infekt war deutlich ausgeprägt und die Symptome nahmen weiter zu. Ich behandelte den Jungen durch bilaterales Blutenlassen von Pe 9. Diese Therapie genügte. Die Halsschmerzen ließen sofort nach. Der Patient war ein klassisches Beispiel für eine Wind-Kälte-Störung, die unmittelbar nach dem Auftreten behandelt wurde.

Schlussfolgerung

Die einmalige Behandlung der neu aufgetretenen Halsschmerzen führte zur vollständigen Beschwerdefreiheit.

Kommentar

Das Fallbeispiel zeigt eindrucksvoll, wie schnell das Blutenlassen von Pe 9 Halsschmerzen lindern kann. Nach der einmaligen Behandlung fühlte sich der Junge sofort besser. Es war keine weitere Behandlung erforderlich.

He 4
Ausstrahlende Nackenschmerzen

In meiner Sprechstunde stellte sich eine 36-jährige Patientin vor, die als Friseurin arbeitete. In dieser Berufsgruppe treten besonders häufig Schmerzen und Verspannungen der Schultern und des Nackens auf.
Die Beschwerden entwickelten sich, weil die Patientin den ganzen Tag lang ihre Arme heben musste. Emotionaler Stress verstärkte die Verspannungen. Neben Nackenschmerzen und -steifigkeit waren die Schmerzen beim Drehen des Kopfes nach links besonders stark und strahlten manchmal auch in einen Arm aus. In den letzten drei Jahren hatten sich die Symptome verstärkt. Die Patientin hatte sich bereits in Behandlung begeben. Die Untersuchungen ergaben eine Protrusion der Bandscheiben im Bereich von C4 und C6, der mit Muskelrelaxantien behandelt wurde. Daneben hatte die Patientin selbst einen Chiropraktiker aufgesucht, eine Akupunkturbehandlung bei einem anderen Therapeuten erhalten und versucht, ihre Beschwerden durch physiotherapeutische Beübungen und Massagen zu lindern. Keine dieser Maßnahmen hatte die Symptome spürbar gebessert. Ich entschied mich für die Nadelung von He 4, da dieser Punkt Bewegungsschmerzen der Halsmuskulatur und Beschwerden im Bereich des Musculus trapezius besonders effektiv lindert.

Der Behandlungsplan beinhaltete die Nadelung von He 4 auf der gegenüberliegenden (oder rechten) Körperhälfte und eines Ashi-Punktes auf dem Herzmeridian. Dieser Punkt lag meist in der Nähe von He 7.
Die Wirkung der Akupunktur war beeindruckend. Unmittelbar nach dem Auslösen des De Qi verschwanden die Schmerzen und die Patientin blieb 24 Stunden lang beschwerdefrei. Die Patientin konnte ihren Kopf jetzt weiter drehen, aber die volle Beweglichkeit war noch nicht wieder hergestellt. In den folgenden 5 Wochen kam die Patientin zweimal wöchentlich zur Behandlung. Dabei war ein kontinuierlicher Rückgang der Bewegungseinschränkung des Kopfes und ein Nachlassen des in die Arme ausstrahlenden Schmerzes zu beobachten.
Die Patientin kommt jetzt nach Bedarf alle 4–6 Wochen zur Behandlung.

Schlussfolgerung

Innerhalb von 5 Wochen erhielt die Patientin insgesamt 10 Behandlungen von jeweils 40 Minuten Dauer. Der Behandlungsplan wurde bei Bedarf durch Punkte auf dem Gallenblasen- und Milzmeridian erweitert,

um auf aktuelle Störungen in anderen Bereichen zu reagieren.
Nach Abschluss der zehnten Behandlung konnte die Patientin ihren Kopf wieder uneingeschränkt und beschwerdefrei drehen.

Schlussfolgerung

Es erfolgte keine orthopädische Nachuntersuchung. Nach Abschluss der Behandlung waren die durch die Veränderung der Bandscheibe ausgelösten Beschwerden vollständig abgeklungen. Therapeutische Erfolge wie im beschriebenen Fall sollten nach Möglichkeit objektiv (z.B. durch einen Röntgenbefund) verifiziert werden.

He 4 ....
Nackensteifigkeit, nur eine Behandlung

In meiner Praxis stellte sich eine sportlich sehr aktive 32-jährige Patientin vor, die sehr gern surfte. Seit Jahren litt sie unter Nackensteifigkeit, dabei war die Drehung nach rechts besonders schmerzhaft. Die außerordentlich willensstarke Patientin bestand darauf, vor der Behandlung eine Manipulation des schmerzhaften Bereiches durchzuführen. Sie betrachtete dieses Vorgehen als notwendig und effektiv. Ich arbeitete mit Tuina-Akupressur, um die Muskulatur des Nackens zu entspannen. Danach richtete ich mit einer typischen chinesischen Methode die Halswirbelsäule aus.
Diese Manipulation beseitigte die Nackensteifigkeit fast vollständig.
Der Rotationsschmerz bei Rechtsdrehung des Kopfes war jedoch geblieben. Ich nadelte He 4 links zusammen mit einem geeigneten Ashi-Punkt. Bei beiden Punkten erzielte ich eine kräftige Stimulation.
Nachdem die Patientin schon einmal mit Akupunktur behandelt worden war, konnte sie sich nicht vorstellen, dass schon kurz nach Beginn der ersten Sitzung eine so deutliche Schmerzlinderung eintreten würde.
Sie war erst überzeugt, als die Beschwerdefreiheit anhielt.

Schlussfolgerung

Nach chinesischer Diagnostik ist die Erkrankung als eine Wind-Feuchtigkeit-Störung einzustufen. Interessanterweise genügte eine einzige Behandlung, um langfristig Beschwerdefreiheit zu erzielen.

Kommentar

Der vorliegende Fall zeigt, wie effektiv die Kombination von Tuina-Manipulation und Nadelung von He 4 sein kann. Obwohl ich einen Zyklus mit mehreren Behandlungen avisiert hatte, der sicher langfristige Beschwerdefreiheit erbracht hätte, genügte zur Linderung der Symptome bereits eine einzige Behandlung.

He 5 ....
Hüftbeschwerden

Ein 59 Jahre alter Patient arbeitete in seinem Hobbykeller an einem Möbelstück. Um einen eingerosteten Schraubstock zu lösen, führte er eine Drehung des Hüftgelenks aus. Sofort spürte er einen stechenden Schmerz, der auf der medialen und posterioren Seite der Hüfte entlang ausstrahlte. Ich nadelte bei diesem Patienten He 5 links und glich den Punkt mit Ling Gu rechts aus, da er auch über linksseitige Nacken- und Schultersteifigkeit klagte. Ich behandelte den Patienten im Sitzen, später forderte ich ihn bei liegenden Nadeln auf, sich hinzustellen, da die Nadeln ihn nicht zu stören schienen. Im Stehen war der stechende Schmerz nicht spürbar. Der Patient setzte sich wieder 25 bis 30 Minuten und blieb auch bis zum Ende der Sitzung in dieser Position. Die folgenden drei Behandlungen erfolgten in Bauchlage. Ich behandelte ihn am Montag und am Mittwoch, wobei ich jeweils die gleichen Punkte (H 5 links und Ling Gu rechts) nadelte. Diese Punkte glich ich auf der unteren Extremität links mit Gb 39 und rechts mit Mi 6 aus. Ich wiederholte die Behandlung am folgenden Montag und konnte damit sowohl den stechenden Hüftschmerz als auch die Nackensteifigkeit vollständig beseitigen.

Schlussfolgerung

Innerhalb von 10 Tagen erhielt der Patient insgesamt 3 Behandlungen von jeweils 35 Minuten Dauer. Die Hüftschmerzen und auch die Nackensteifigkeit waren danach vollständig verwunden.

Kommentar

Da der Patient trotz liegender Nadeln (He 5 und Ling Gu) mühelos stehen konnte, spürte er direkt die Wirkung der genadelten Punktkombination. Die lästigen Beschwerden im medialen und posterioren Bereich der Hüfte des Hobbyhandwerkers konnten vollständig gelindert werden.

Dü 4 ....
Invasion von Sommerhitze in den Augen eines Jungen

In meine Sprechstunde kam ein 14-jähriger Junge. Er war ein leidenschaftlicher Camper und hatte sich in großer Hitze in der Wüste aufgehalten. Etwa drei Tage nach seiner Rückkehr spürte er, wie sich ein sandiges Gefühl in seinen Augen entwickelte. Beide Augen waren gerötet und geschwollen, sodass er sie mit den Händen rieb.
Trotz sorgfältiger Untersuchung waren weder Sand noch andere Partikel in den Augen zu entdecken. Zusätzlich trat Nasenbluten auf, das den Patienten sehr störte. Die beschriebenen Symptome lassen sich unter der Diagnose „Exogenes Hitzesyndrom" zusammenfassen.

Ich behandelte zunächst direkt die Augen. Da beide Augen betroffen waren, nadelte ich Dü 4 bilateral. Nach der ersten Sitzung klangen Rötung und Schwellung im Laufe des folgenden Tages ab. Nach der zweiten Sitzung verschwanden die Beschwerden vollständig und kehrten nicht wieder.

Schlussfolgerung

Der hier beschriebene Fall beschreibt die zweimalige Behandlung einer Störung, die durch eingedrungene Sommerhitze (Sommerhitze steht in diesem Fall als medizinischer Terminus für ein Pathogen der chinesischen Medizin) verursacht wurde. Mit dem Nadeln von Dü 4 konnten zuerst die Schwellungen und Rötungen und schließlich auch die Schmerzen in den Augen gelindert werden.

Kommentar

Im vorliegenden Beispiel passen die Umgebungsbedingungen, die Temperatur und die Aktivitäten des Patienten zur Diagnose und zum gewählten therapeutischen Vorgehen. Der Fall fügt sich nahtlos in den Erfahrungsschatz der chinesischen Medizin ein. Nach zwei Behandlungen, die an zwei aufeinander folgenden Tagen erfolgten, waren die Beschwerden vollständig abgeklungen.

Pe 6

Kniebeschwerden durch Karatetraining

In meiner Praxis erschien ein 36-jähriger Patient. Der Mann war Künstler und hatte an einem Karatetraining teilgenommen und sich dabei das vordere Kreuzband seines linken Knies verletzt. Die Verletzung war so schwer, dass das Band durch arthroskopische Chirurgie wieder hergestellt werden musste. Am dritten Tag nach der Operation betrat der Patient mit Gehstützen unsere Praxis. Das stark geschwollene Bein konnte er nicht anwinkeln, aus der gestreckten Position war die Flexion nur zu 10 Grad möglich.

Im Liegen nadelte ich Pe 6 auf der gegenüberliegenden und Le 3 auf der verletzten Seite. Ich entschied mich, während der ersten Sitzung keine weiteren Punkte hinzuzufügen. Bei beiden Punkten konnte ein kräftiges De Qi ausgelöst werden, das bei Pe 6 bis in den Daumen und den Zeigefinger ausstrahlte. Während ich Pe 6 stimulierte, bat ich den Patienten, sein Knie zu bewegen. Nur drei Minuten nach dem Setzen der Nadeln war die Flexion um 20 Grad erweitert.

Drei Tage später erfolgte die zweite Behandlung. Der Patient berichtete, dass die Schmerzen und Bewegungseinschränkungen am zweiten Tag wiedergekehrt waren, jedoch am dritten Tag deutlich nachgelassen hätten. Die Mobilität lag noch immer bei 30 Grad. Ich entschied mich, die Therapie zu verändern und nadelte jetzt Di 11 links tief. Diesen Punkt verstärkte ich mit dem Punkt Ling Gu, der einen starken Qi bewegenden Aspekt besitzt.

Nach der zweiten Behandlung nahm die Flexion um weitere 10-15 Grad zu. Dieser Effekt hielt bis zur nächsten Behandlung an. Auch die Schwellung ließ deutlich sichtbar nach. Die Operation lag jetzt zehn Tage zurück. Die behandelnde Physiotherapeutin äußerte Erstaunen über die raschen

Fortschritte des Patienten, für die sie keine Erklärung fand. Sie wusste nicht, dass er eine Akupunkturbehandlung erhielt. Nach der fünften Behandlung konnte der Patient wieder weitestgehend normal laufen.

Sieben Tage später, nach der sechsten Behandlung, war auch das leichte Hinken verschwunden. Der Patient verließ meine Praxis und trug die Gehstützen hinaus. Ich bat ihn, zunächst vorsichtig zu laufen. Die Gehstützen benötigte er offensichtlich nicht mehr.

Schlussfolgerung

Der Patient erhielt insgesamt 6 Behandlungen von jeweils ca. 50 Minuten Dauer. Zunächst wurden Pe 6 und Le 3 genadelt, später wurden diese Punkte alternierend mit Di 11 und Ling Gu angewendet. Schon weniger als drei Wochen nach der Operation konnte der Patient ohne Gehstützen laufen, die Schwellung war abgeklungen und Schmerzen und Bewegungseinschränkungen waren verschwunden. Die Heilung war in seinem Fall besonders schnell und vollständig geschehen.

Kommentar

Ich möchte an dieser Stelle nochmals darauf hinweisen, wie wichtig im vorliegenden Fall und auch in anderen Fällen beim Nadeln distaler Bereiche das Auslösen eines starken De Qi ist. Schon weniger als drei Monate nach der OP war das karategeschädigte Knie wieder voll einsatzfähig.

Pe 3 und Le 3...
Eine Tänzerin mit arthritischen Knien

In meiner Sprechstunde stellte sich eine Tanzlehrerin vor, die unter starken Schmerzen in beiden Kniegelenken litt. Selbst das leichte Beugen der Knie bereitete ihr starke Schmerzen. Sie tanzte leidenschaftlich gern und sollte nun, um weiter arbeiten zu können, beidseitig eine Gelenkprothese erhalten.

Ich nadelte bei dieser Patientin Pe 6 und Le 3. Diese Punkte ersetzte ich jeweils drei Tage später bei der nächsten Sitzung alternierend durch Di 11 und Ling Gu.

Nach diesem Muster führte ich in regelmäßigen Abständen zunächst sieben Behandlungen durch. Nach jeder Sitzung berichtete die Patientin, dass Schmerzen, Schwellung und Steifigkeit weiter nachgelassen und die Beweglichkeit zugenommen hatte. Nach der letzten Behandlung war keines der Symptome mehr vorhanden. Die Patientin war vollständig beschwerdefrei.

Schlussfolgerung

Die Patientin erhielt innerhalb von 23 Tagen insgesamt sieben Behandlungen. In dieser Zeit besserten sich die schweren arthritischen Beschwerden so weit, dass die Kniegelenke wieder optisch und funktionell unauffällig waren. Schmerzen, Schwellungen und Steifigkeit hatten sich durch das alternierende Nadeln von Pe 6 und Le 3 bzw. Ling Gu und Di 11 zurückgebildet. Die Tanzlehrerin kann heute ihren Beruf wieder uneingeschränkt ausüben.

Kommentar

Der vorliegende Fall ist besonders interessant, weil die Patientin nicht an die Wirkung der Akupunktur geglaubt hatte. Sie erhoffte sich von der Behandlung eine letzte Chance, ihre Karriere vielleicht nicht aufgeben zu müssen. Heute ist sie wieder voll leistungsfähig. Dieser Behandlungserfolg zeigt noch einmal, wie effektiv die alternierende Kombination von Pe 6 und Le 3 bzw. Di 11 und Ling Gu bei Kniebeschwerden wirkt.

Di 11

Ein Surfer mit Kniebeschwerden

In meiner Praxis stellte sich ein Patient vor, der sich beim Surfen sein linkes Knie verletzt hatte. Vor einigen Jahren hatte er schon einmal eine solche Verletzung am rechten Knie erlitten. Nachdem konventionelle Akupunktur wirkungslos geblieben war, entschied er sich damals für eine chirurgische Behandlung. Danach konnte er drei Monate lang nur mit Gehstützen laufen. Das Endergebnis war für ihn nicht zufrieden stellend. Nach der neuerlichen Verletzung konnte der Patient sein linkes Knie nur eingeschränkt etwa 10 bis 15 Grad beugen.

Das Kniegelenk war steif und schmerzte, sodass er nur unter Schwierigkeiten gehen und sein Gewicht darauf verlagern konnte.
Wie bei der ersten Verletzung war nur eine leichte Schwellung vorhanden. Ich nadelte Di 11 tief in den rechten Ellenbogen. Zehn Minuten später konnte der Patient bei noch liegender Nadel sein Kniegelenk schon 45 Grad weit beugen. Nach weiterer Manipulation der Nadel und fortgesetzter Bewegung des Gelenks war nach 30 Minuten die volle Beweglichkeit wieder hergestellt. Der Patient war sehr überrascht und erleichtert, dass nach den unbefriedigenden Ergebnissen der ersten Akupunktur am anderen Knie diesmal ein Behandlungserfolg eintrat. Nach zwei Nachbehandlungen war er vollständig schmerzfrei und das Gelenk war wieder uneingeschränkt beweglich.

Schlussfolgerung

Innerhalb von 10 Tagen erhielt der Patient insgesamt drei Behandlungen. Die Nadeln wurden dabei jeweils 40 Minuten belassen. Schon nach der ersten Sitzung wurde Schmerzfreiheit erreicht und das Knie war wieder uneingeschränkt beweglich. Mit den beiden Nachbehandlungen konnten auch die verbliebenen Beschwerden und die Steifigkeit noch beseitigt werden.

Kommentar

Dieser Fall ist besonders interessant, weil der Patient schon einmal eine ähnliche Verletzung erlitten hatte. Beide Verletzungen waren beim Surfen aufgetreten und zeigten die gleichen Symptome. Noch Jahre später berichtete der Patient, dass sein linkes Knie, das mit Akupunktur behandelt worden war, viel kräftiger sei, als das chirurgisch versorgte rechte.

Di 11
Ein Radfahrerknie

In meiner Praxis stellte sich eine 38-jährige Patientin vor, die selbst Akupunktur durchführte und sich durch Tanzen, Schwimmen und Rad fahren fit hielt. Sie hatte sich auf ihrem neuen Fahrrad eine Verletzung des rechten Kniegelenks zugezogen, die zu starken Schmerzen, Steifigkeit und Bewegungseinschränkungen geführt hatte. Die Patientin lokalisierte den Schmerz auf dem Fuß-Yangming-Meridian oberflächlich der Außenseite des Knies. Das sprach noch zusätzlich für die Anwendung von Di 11.

Auch hier nadelte ich den Punkt tief. Innerhalb von 15 Minuten war die Bewegung wieder zu 75 % möglich und die Schmerzen hatten um 75% abgenommen. Nach einer Serie von drei Behandlungen verschwanden die Beschwerden vollständig. Die Patientin konnte mühelos Treppen steigen und alle ihre gewohnten sportlichen Aktivitäten wieder aufnehmen. Nur ihr neues Fahrrad konnte sie nicht benutzen, denn dieses Rad war vorn mit einem elliptischen bzw. unebenen Kettenrad ausgestattet, das wahrscheinlich die Verletzung verursachte. Mit anderen Rädern fuhr die Patientin ohne Probleme.

Schlussfolgerung

Die Patientin erhielt insgesamt drei Behandlungen zur Linderung der Kniebeschwerden und der Steifigkeit. Vor der Therapie konnte sie das Knie nicht belasten und die Beweglichkeit war auf weniger als 45 Grad beschränkt. Nach Abschluss der Behandlung konnte sie das Gelenk voll belasten und alle körperlichen Aktivitäten wieder aufnehmen.

Kommentar

Der hier beschrieben Fall beweist einmal mehr, wie stark und nachhaltig Di 11 Schmerzen und Steifigkeit der Kniegelenke lindern kann. Der Behandlungserfolg zeugt davon, dass diese Form der Akupunktur außerordentlich wirksam ist.

Drei Fallbeispiele für die Nadelung von Di 12, 13 und 14

***Die Punkte müssen nach dem Ashi-Prinzip ermittelt werden.**

Di 12 und Di 13 ....
Ein schmerzgeplagter Zahnarzt

In meiner Sprechstunde stellte sich ein junger Zahnarzt vor, der schon seit mehreren Jahren unter subklinischen Rückenbeschwerden litt. Er war Anfang dreißig, als sich nach einem Autounfall die Rückenschmerzen im unteren BWS- und oberen LWS-Bereich dramatisch verstärkten. Wenn er sich den ganzen Tag lang über seine Patienten gebeugt hatte, strahlte der Schmerz von der Wirbelsäule über die Seiten bis in den Bauchraum aus.

Ich ermittelte Di 12 und Di 13 als schmerzempfindlichste Punkte und kombinierte diese Punkte mit Ling Gu und ausgleichenden Punkten der anderen Körperhälfte. Nach der dritten Sitzung berichtete der Patient, dass sich die Schmerzen auf der subjektiven Skala von 1–10 von 7 auf 3 reduziert hatten. Ich behandelte ihn alle drei Tage, weil die Schmerzen etwa 48 Stunden nach einer Sitzung wiederkehrten. Nach 20 Behandlungen blieb die Schmerzfreiheit bestehen. Dennoch scheint diese strukturelle Störung keine Selbstheilung zu entwickeln, denn die Beschwerden treten immer wieder auf. Beim Wiederaufflammen der Symptome erhält der Patient dann eine Nachbehandlung.

Schlussfolgerung

Der hier beschrieben Fall ist bisher noch nicht abgeschlossen. Es waren allein 20 Behandlungen erforderlich, bis sich eine Stabilisierung der Symptomatik einstellte. Da der Patient noch immer unter Schmerzen leidet, wird die Therapie bei Bedarf im Sinne einer Schmerzbehandlung weitergeführt. Daneben erhält der Patient Hinweise zum rückenschonenden Arbeiten. Häufige Pausen sind für ihn ebenso wichtig wie die therapeutischen Dehnungsübungen, die er täglich durchführen soll.

Kommentar

Der Patient wünscht sich, eines Tages wieder schmerzfrei sportlichen Aktivitäten nachgehen zu können. Er berichtete auch, dass er ohne Unterstützung durch Akupunktur seinen Beruf aufgeben müsste.
Aus meiner Sicht befindet der junge Zahnarzt sich aber auf dem Weg der Besserung und könnte eines Tages wieder vollständig schmerzfrei sein.

Di 12 und Di 13 ....

Mit Rückenschmerzen erwacht

In meiner Praxis rief eine junge, etwa 30-jährige Patientin an, die eine aktive und vielbeschäftigte Hausfrau und Mutter zweier Kinder war. Eines Morgens spürte sie beim Aufwachen extreme Schmerzen im Bereich der unteren BWS, auch die LWS war schmerzhaft. Die Patientin hatte so starke Schmerzen, dass sie um einen Hausbesuch bat. Die schmerzhafte Bewegungseinschränkung war so stark, dass sie nicht aufstehen konnte.

Bei dieser Patientin nadelte ich Di 12 und Di 13. Ich möchte noch einmal darauf hinweisen, dass die Suche nach Ashi-Punkten außerordentlich wichtig ist. Die Patientin spürte, dass die Schmerzen sofort nachließen. Sie konnte aufstehen, zog sich an und ging ihren geplanten Tagesaktivitäten nach.

Schlussfolgerung

Auch in diesem Falle genügte das einmalige Nadeln von Di 12 und Di 13 zur Beseitigung der schmerzhaften Bewegungseinschränkung der Wirbelsäule.

Kommentar

Obwohl vor der Behandlung keine orthopädische oder andere westliche Diagnostik erfolgte, konnte eine eindrucksvolle Schmerzlinderung erzielt werden. Die Patientin konnte zunächst weder aufstehen noch gehen. Nach der Behandlung war sie in der Lage, ihren geplanten Tagesaktivitäten vorsichtig aber umfassend nachzugehen.

Di 14

Ein Hochdruckpatient

In meiner Sprechstunde stellte sich ein 47-jähriger Patient vor, der als Vertriebsmanager arbeitete.

Der Mann stand beruflich unter starkem Druck und musste regelmäßig Überstunden leisten. Der übergewichtige Patient (ca. 10-15 kg) litt unter Bluthochdruck und Schwindel. Zum Zeitpunkt der Untersuchung lag der Blutdruck bei 170/100 mm Hg.

Ich nadelte bei diesem Patienten die Punkte Ling Gu und Mi 6 bilateral und ergänzte sie durch Di 14. Nach der dritten Behandlung lag der Blutdruck bei 140/90 mm Hg. Dieser Wert blieb jedoch nicht stabil.
Im Laufe des Tages lag er mehrfach höher (der Patient führte drei bis vier Selbstmessungen am Tag durch). Zur Stabilisierung der Werte führte ich die Behandlung weiter. Im Tagesdurchschnitt war der Blutdruck bereits nicht mehr so hoch. Nach 10 Behandlungen lag der Wert wieder bei 140/90 mm Hg und blieb jetzt auch im Verlaufe des Tages stabil.
Darin sah ich einen therapeutischen Fortschritt.
Nach weiteren 6 Behandlungen hatte sich der Wert stabil bei 135/85 mm Hg eingepegelt.
Ich unterbrach die Therapie jetzt für sechs Monate. Als der Patient nach einem halben Jahr zur Nachkontrolle kam, berichtete er, dass sich sein Hochdruck nicht wieder eingestellt hatte.

Schlussfolgerung

Über einen Zeitraum von 8 Wochen erhielt der Patient insgesamt 16 Behandlungen von jeweils 45 Minuten Dauer. Nachdem der initial hohe Blutdruck zunächst zeitweise niedriger lag, pegelte er sich schließlich stabil im Normbereich ein.

Kommentar

Dieser Fall ist besonders interessant, weil der erhöhte Blutdruck allein durch eine Akupunkturbehandlung ohne Ergänzung durch eine pflanzliche Zubereitung dauerhaft gesenkt werden konnte. Ebenso interessant ist die Tatsache, dass bei der Nachkontrolle nach 6 Monaten der Druck noch immer im Normbereich lag.

Verzeichnis 1

Punktbeschreibungen und Fallbeispiele

In der Tabelle sind für alle 22 Punkte Beschreibung, Lage, Hinweise zum Nadeln, Indikationen, Kontraindikationen und die Seitenangaben der Fallbeispiele aufgeführt.

Punkt	**Beschreibung**	**Fallbeispiele**
Ling Gu	**14–15**	35, 36, 38, 39, 40, 45, 46, 53,72, 74, 78, 80, 81, 87, 89
Da Bai	**16**	35, 36, 38, 39
Zhong Bai	**17**	35, 36, 38, 39
Zhong Zi	**18**	45, 46, 48
Zhong Xian	**19**	45, 46, 48
Mu Huo	**20**	53
Ba Guan	**21**	54
Shou Jing Dian	**22**	55, 56
Gan Men	**23**	57, 59
Yan Huang	**24**	59
Mu Guan	**25**	63, 64, 66
Gu Guan	**26**	63, 64, 66
SJ 2	**28**	57, 71
Pe 3	**28**	72
Pe 7	**29**	74
Pe 9	**29**	75
He 4	**30**	76, 77
He 5	**30**	78
Dü 4	**30**	79
Pe 6	**31**	74, 80, 81
Di 11	**31**	57, 80, 81, 82, 84
Di 12	**32**	87, 88
Di 13	**32**	87, 88
Di 14	**32**	89

Verzeichnis 2

Symptome und Störungen

Arthritis 25, 26, 63, 74, 77, 81,
Asthma 16, 18, 19
Augen, schmerzhafte 30, 79
Augen, schwere /müde 28, 57, 71
Bluthochdruck 36, 48, 89
BWS-Beschwerden 18, 19, 45, 87, 88
Chronische Hepatitis 57, 59
Daumenschmerz 28,72
Ellenbogenschmerz 14, 40, 64
Fersenschmerz, Fersensporn 25, 26, 66
Fieber 16, 75
Halsschmerz 29, 75
Hemiplegie 20
Hepatitis 24, 28, 57
Hitzesyndrom 79
Hüftschmerz 29, 74, 78
Husten 19
Ikterus 23, 59, 57
Ischialgie 14, 16, 29, 30, 38, 39, 74
Knieschmerz und-schwellung 31, 38, 54, 74, 80, 81, 82, 84
Knochen- /Gelenkschwellungen 25, 26, 66, 63, 64
Kopfschmerz 14, 71
Lähmung 20
Lähmung der Hände 53
Lebererkrankungen/-Dysfunktionen 23, 57, 59
LWS-Beschwerden 14, 17, 35, 36, 37, 38, 53, 74, 87, 88
Motorische/sensorische Defizite der unteren Extremitäten 21, 54
Nackenschmerz 14, 22, 30, 45, 46, 55, 56, 76, 77, 78
Neurologische Erkrankung 54
Oberflächlich gestaute Venen 36
Ödeme 17

Pneumonie 19
Schulterschmerz 18, 19, 45, 46, 78
Schlaflosigkeit 71
Schwindel 32, 89
Sklerenikterus 24, 57
Skoliose 45
Sommerhitze in den Augen 79
Stechende Schmerzen 14, 40, 74, 78
Taubheit der Hände 74
Thorax- und Schulterschmerz 45, 46, 48
Wasserlassen, schmerzhaftes 14
Wirbelsäulenschmerz 31, 87, 88

Anhang:
Lage der Regulären Meridianpunkte

SJ 2

Zwischen viertem und fünftem Metakarpophalangealgelenk, proximal des Linienrandes gelegen. Zum Auffinden des Punktes soll der Patient eine lockere Faust machen. Siehe Abb. A.

Dü 4

Am ulnaren Rand der Hand, auf der Trennungslinie zwischen Handfläche und Handrücken, in der Vertiefung zwischen fünftem Metakarpalknochen und Os triquetrum gelegen. Siehe Abb. A.

Pe 3

In der Ellenbogenfalte, in der Vertiefung der ulnaren Seite der Sehne des Musculus Bizeps gelegen.
Siehe Abb. B, S. 94.

Pe 7

Medial der Hautfalte am Handgelenk, in der Vertiefung zwischen den Sehnen des Musculus palmaris longus und des Musculus flexor carpi radialis gelegen.
Siehe Abb. B S. 94.

Pe 9

Im Zentrum der Fingerkuppe des Mittelfingers gelegen. Siehe Abb. B S. 94.

He 4

Ca. 2 Finger breit (1,5 cun) oberhalb der medialen Hautfalte des Handgelenks auf der radialen Seite der Sehne des Musculus flexor carpi ulnaris gelegen. Zum Auffinden der empfindlichsten Stelle das Gebiet palpieren und den Punkt so korrekt ermitteln.
Siehe Abb. B S. 94.

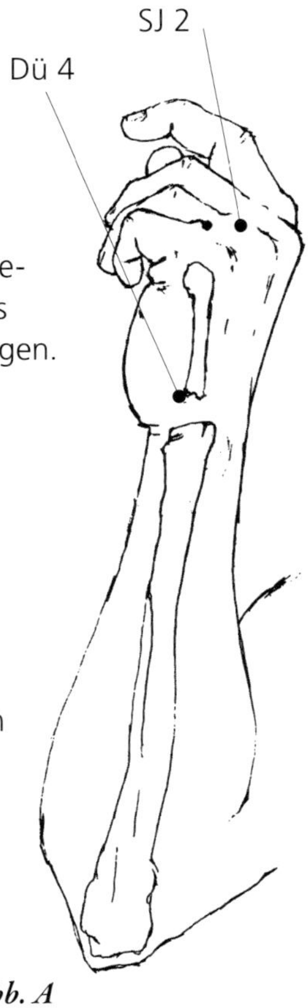

Abb. A

He 5

1 cun oberhalb der Hautfalte des Handgelenks auf der ulnaren Seite der Sehnen des Musculus flexor carpi ulnaris gelegen. (Die meisten Punkte des Herzmeridians lassen sich besser aufsuchen, wenn die Handfläche nach oben zeigt.)
Siehe Abb. B

Pe 6

Zwei bis drei Finger oberhalb der medialen Hautfalte des Handgelenks zwischen den Sehnen des Musculus palmaris longus und des Musculus flexor carpi radialis gelegen.
Siehe Abb. B.

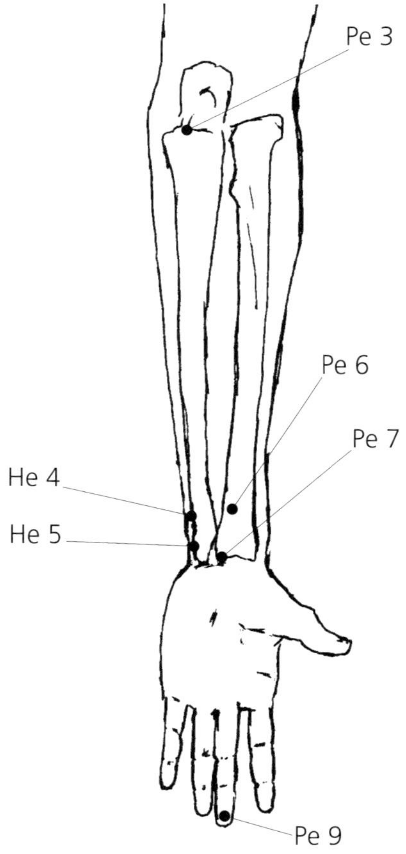

Abb. B

Di 11

Wenn der Ellenbogen 90 Grad weit gebeugt ist, Pe 7 liegt der Punkt in der Vertiefung, die bei Palpation der proximalen und lateralen Epicondyle des Humerus spürbar wird.
Siehe Abb. C.

Di 12 und Di 13

Zwei bis vier Finger oberhalb der He 5 lateralen
Epicondyle des Humerus auf der posterioren Seite des Humerus gelegen. Zum Auffinden sollte das Gebiet auf schmerzhafte Punkte untersucht werden.
Siehe Abb. C.

Di 14

Oberhalb der unteren Begrenzung des Musculus deltoideus, auf der radialen Seite des Humerus, direkt oberhalb von Di 11 gelegen.
Siehe Abb. C.

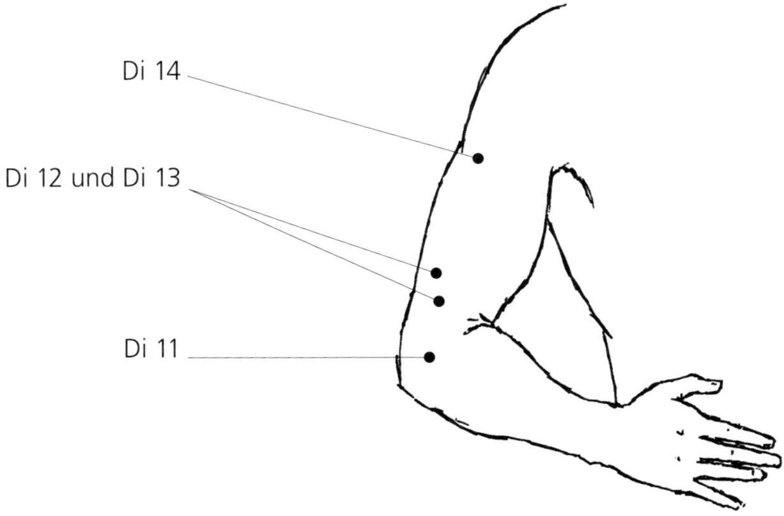

Abb. C

Weitere Informationen zu Dr. Tan's Büchern und Seminaren sowie ein Fachforum finden Sie unter www.drtanshow.com.